聖アポロニア探訪譚

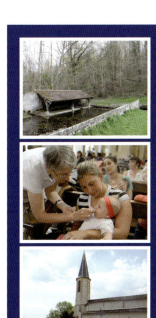
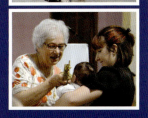
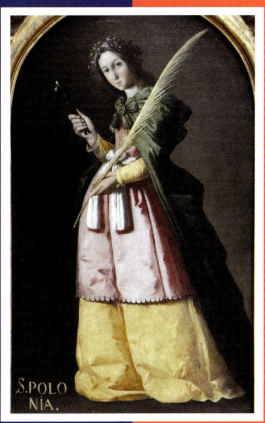
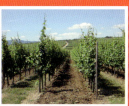
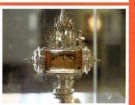
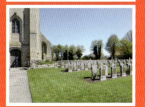
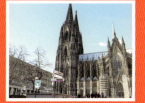

デンタルダイヤモンド社

はじめに

　聖アポロニアについて教えてくださったのは私のライター、榎 恵先生である。榎先生は日本歯科医専を卒業されてから、引き続き米国のテキサス大学でさらなる研鑽を積まれた。この留学当時、歯痛の守護神として聖アポロニアの存在を知ったのである。帰国後、1941年には先生は私版本として『聖あぽろにあ記』を100部製作し、諸先輩と友人に配布された。戦前の話である。

　私は戦後の昭和22年、第1回歯科医師国家試験を受けて歯科医師免許を取得し、大学附属病院の副手として勤務した。そのときのライターが榎先生だった。あるとき、「これは私版本『聖あぽろにあ記』だよ。歯の神様だから見てごらん」と。以来、私の脳裏に『聖アポロニア』が強く焼き付いた。早速、戦前出版された榎先生の私版本を求めて神田の古本屋を漁ってみたが、まったく手懸かりはない。半ば諦めていたところ、「三浦先生、ありました」という電話、10年越しの願いが叶った次第である。以来、私の『聖アポロニア』蒐集が始まった。

　ところで、私は歯科矯正学を専門に長年教鞭を執ってきた。当然、矯正器材を通じて業者の方々と交際する。やがて、業者の吉見健児君が私の中高等学校の後輩であることを知った。さらに、彼の同級生に床矯正の大家である鈴木設矢先生がいることも知った。ひょっとした切っ掛けに、聖アポロニアが話題にのぼる。当然、榎先生の私版本についても話が進む。鈴木先生が強い関心を示した。曰く、「榎先生は私の大学の大先輩で、先生の私版本にさらなる資料を加えて新しく『聖アポロニア』を出版し、後世に残しましょう」ということになった。そして、『聖アポロニア』を求めてヨーロッパ旅行を実行するに至ったわけである。つくづく先生の気心に敬服する次第である。

　　　　　　　　　　　　　　　　　　　　　東京医科歯科大学名誉教授　三浦不二夫

聖アポロニア探訪譚　目次

03	監修にあたって

chapter 1　聖アポロニア外記

08	1.『聖あぽろにあ記』
08	2. 2013年7月、フランス
15	3. 2014年3月、ルーブル美術館再訪
16	4. 2014年7月、ポルトガル＆フランス
25	5. 2016年5月、ベルギー＆フランス
48	6. 2017年3月、ドイツ
54	7. 歯科界における聖アポロニア

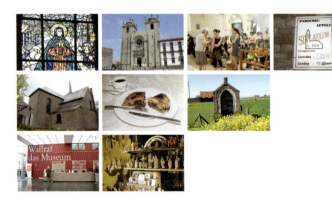

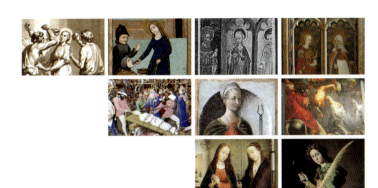

chapter 2　歯を患う者の守護聖人聖アポロニアを訪ねて
（アンリ・ニュクス著『聖アポロニア』改題）

66	1．はじめに
67	2．聖アポロニアの物語
72	3．聖アポロニアの聖遺物
77	4．聖アポロニアの祈り
96	5．聖アポロニアの姿
117	6．聖アポロニアは歯科医の守護聖人か
126	絵画作品
127	参考文献
128	補遺
133	訳者あとがき
137	**あとがき**

▶▶▶ chapter 1

聖アポロニア外記

1．『聖あぽろにあ記』

　10年ほど前に中・高校の先輩である東京医科歯科大学名誉教授 三浦不二夫先生から、「設矢君、アポロニアという聖人を知っているか」と聞かれました。後日、日本歯科大学の榎 恵先生が個人出版した『聖あぽろにあ記』の小冊子と、三浦先生が加筆したコピーをいただきました。その小冊子を読んで、聖アポロニアの世界にのめり込むようになりました。榎先生の『聖あぽろにあ記』は、日本歯科大学の図書館で貸し出しはできませんが、閲覧はできます（図1）。

2．2013年7月、フランス

　2013年7月、パリの歯科医院を見学したときの通訳 平岡 忠氏はクリスチャンであり、カトリック教に精通していました。聖アポロニアの話をしたところ、通常の観光地ではなく、聖アポロニアに関していろいろと詳しく説明してくださり、案内をしてくれました。以後の聖アポロニアに関する記述は、すべて平岡氏の案内によるものです。

　パリ市内にも、聖アポロニアの名前のついた通りがあります（図2a）。イタリアのローマ旧市街の市内最古の寺院の一つ、サンタ・マリア・イン・トラステヴェレ教会のそばにも、聖アポロニアの名前のついた広場があります。かつてあった聖アポロニア教会は現存せず、広場（ピアッツア・ディ・サン・タポロニア）に名前を残すのみです（図2b）。ローマでの聖アポロニアに関することは、後記のJournal of the History of Dentistryのなかで触れられています。

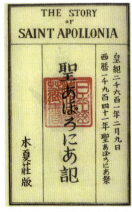

図❶　榎 恵先生の『聖あぽろにあ記』

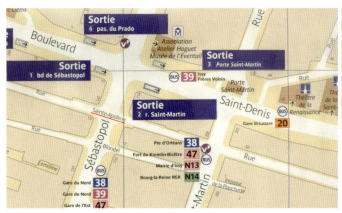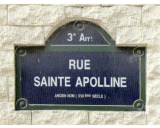

図❷a　パリの聖アポロニア通りの地図と表記

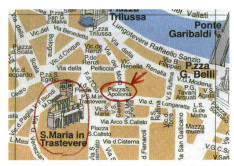

図❷b　ローマ旧市街の聖アポロニア広場の地図

聖ローラン教会

　聖アポロニア通りから歩いていける距離にある聖ローラン（ラウレンティウスとも）教会に行きました（**図3a**）。聖アポロニア通りには、かつて聖ローラン教会附属の聖アポロニア小聖堂がありました。

　火あぶりの刑で殉教した聖人には、薪を象徴として加えます。聖アポロニアは歯の聖人ですから歯を保持した鉗子をもった構図に描かれるようになりました。火あぶりの刑ではないのですが、聖アポロニアは火に飛び込み殉死したので薪が

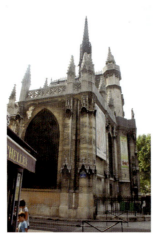 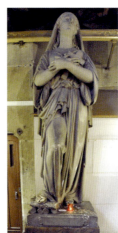 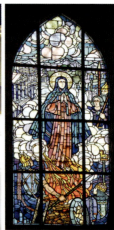

図❸a　聖ローラン教会　　　図❸b　教会内の聖アポロニアの像とステンドグラス

画かれています。

　教会にある聖アポロニアと表記した像は鉗子をもっていませんが、足もとには薪が置かれ、"APOLLINE"という文字があります。実際には、"APOLLINE PAR BOUGRON DONNÉE PAR LA VILLE DE PARIS À L'ÉGLISE SAINT LAURENT"（ブグロン作聖アポロニア像。パリ市より聖ローラン教会へ寄贈）と書かれています（彫像はルイ＝ヴィクトル・ブグロン作、1825年。教会入口のパイプオルガン付近）。

　信者がその像を見て、聖アポロニアが火あぶりの刑で殉教した聖人だと理解できるように表現しています。内陣上部北側のステンドグラスには"SANCTA APOLLONIA"という文字があります。しかし、ともに聖アポロニアの象徴である鉗子は持っていません（ジャン・ゴーダン工房作、1932年：図3b）。

　教会の交差廊穹窿（天井）にある吊り要石の彫刻は、シュロの葉と歯を保持した鉗子を持っていますから、あきらかに聖アポロニアを示したものです（1657〜1659年の作：図3c）。

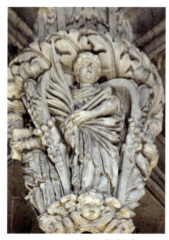
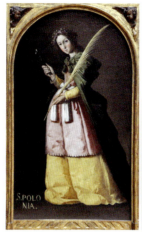
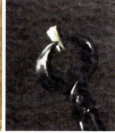

図❸c 教会の交差廊 穹 窿(天井)にある吊り要石の彫刻

図❹ ルーブル美術館にある代表的な聖アポロニアの肖像画。右は把持した歯の拡大図

ルーブル美術館

　ルーブル美術館には、有名な聖アポロニアの絵が常設されています（図4）。
　スペインの画家フランシスコ・デ・スルバランが1630年に描いた、とても愛らしい顔をした聖アポロニアです。当時の聖書はラテン語で書かれており、一般市民のほとんどは文盲でしたから、どの像がどの聖人なのかはわかりません。そのために聖人を描いた絵画や像には、その聖人の特徴を現す象徴的なもの（アトリビュート）を加えました。
　代表的なものとして、聖母マリアには処女性を示す百合が描かれています。大工であった聖ヨゼフは指矩、天国の扉を開ける鍵をイエス・キリストから委託された聖ペテロは鍵を、スペインの海辺の町に祀られた聖大ヤコブはホタテ貝を持っています。それぞれの聖人は、その聖人を意味する何かのしるしが同時に描かれています。殉教した聖人にはシュロの葉を描きます。
　左手には、殉教した証としてのシュロの葉を持ち、聖アポロニアであることを示す歯を保持した鉗子を右手に持っています。鉗子に把持されている歯は臼歯で

Chapter 1　聖アポロニア外記

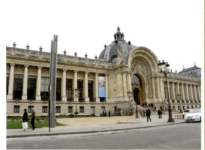
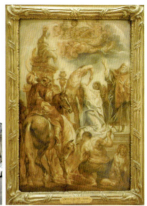

図❺　左：パリ市美術館。右：歯を抜かれる聖アポロニアの肖像画

歯根が2本あり、下顎の大臼歯です。学生時代を思い出し、無意識に歯種を鑑別していました。

パリ市美術館

　1900年のパリ万国博覧会のために作られたパビリオン「プティ・パレ」内にあるパリ市美術館の地下には、ヤーコプ・ヨルダーンスが描いた聖アポロニアが歯を抜かれる場面を描いた聖アポロニアの殉死の絵画が展示してあります（17世紀第二四半期作：図5）。ルーブル美術館の聖アポロニアとは対象的な残忍な絵の構図で、ショックでした。後で紹介しますが、ヨルダーンスが描いた同様な絵がブリュッセルのベルギー王立美術館にもあります。

聖アポロニアの泉

　パリの南南西約70kmにあるイル・ド・フランス地方エソンヌ県シャルー・ムリヌーに聖アポロニアの泉があることを知り、早速訪ねてみました（図6a、b）。
　それは、人口417人の小さな村の片隅にある小さな泉でした。この泉はシャルエット川の水源でもあります。泉のそばには1998年デュリエが制作した彫像があ

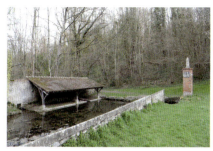 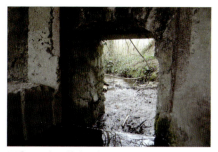

図❻a　聖アポロニアの泉　　　　図❻b　泉の排水の部分

り、もともとの1886年の石版には次のように記されていました。

「通りすがりの御方、あなたが何人であれ、ここではつつましくこうべを垂れなさい。この聖なる場所にはわれらの先祖も代々祈りを捧げ、またかつては乙女アポロニアの御堂が立っていた。よき聖女アポロニアよ、われらの願いを叶えたまえ」

聖アポロニアは彫刻、絵画だけではなく、村人とともに日常の生活の中に溶け込んでいる存在だったのでしょう。歯が痛くなったら、この泉で口をすすいだのかもしれません。この泉はかつて共同洗濯場として使われていました。

日本人は、川の水は山からの水が集まって流れていると考えがちですが、欧州人は山からの水は母なる大地に吸収され、温存されてやがて泉となり、大地に現れると考えています。宗教こそ違えど、富士山からの伏流水は神社で祀られています。

泉の上の高台には、11世紀ロマネスク様式の教会がありました。1183年にテンプル騎士団、1307年にエルサレム聖ヨハネ騎士団の所有となりました（フランス革命まで）。聖アポロニアの泉へ向かう19世紀の大行列の様子を描いたステンドグラスがあったそうです。

近くに聖アポロニアの絵画を納めた教会があるのですが、誰も住んでおらず鍵がかかっており、拝観はできませんでした。地方のカトリックの教会は、教区にあるいくつかの教会を1人の神父が管理しているのが現状のようです。

教会前には掲示板の説明文があり、日本語に訳してもらいました（**図7**）。

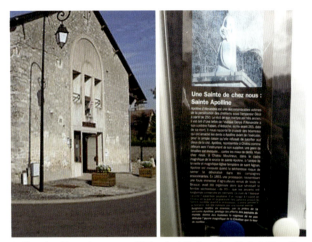

図❼　左：聖アポロニアの絵画のある教会。右：教会の聖アポロニア説明文

シャルー・ムリヌーの守護聖人：聖女アポロニア

　アレクサンドリアのアポロニアは、250年以後キリスト教を迫害したデキウス帝の下で殺された無数の犠牲者のひとり。その殉教の物語はアレクサンドリア司教ディオニュシウスがアンティオケア司教ファビアヌスに宛てた手紙からとられています。そのため、ディオニュシウスの没年である265年より前に存在していたものと考えられています。物語にはアポロニアがローマの神々へ犠牲を捧げることを拒み、それがもとで極悪非道の者たちがアポロニアから歯を根こそぎ引き抜いて、挙句に殺したことが記されています。

　シャルー・ムリヌーの聖女アポロニアは、他の場所でもそうですが、拷問の道具である鋏（抜歯鉗子）を手にしており、人は歯痛の際に助けを求めます。しかし、聖アポロニアの泉とテンプル騎士団教会のあるシャルー・ムリヌーでは、歯痛のときに加え、同地方を荒廃させかねない干ばつのときにも、人々は聖女に加護を求めました。私たちの先代が長く記憶するところとなった1893年の大干ばつ

の際には、ボース地方に暮らす何千人もの農民が集まり、大行列が行われました。

当時の神父の記載によれば、行列が泉に到着するやシャルーの西に雲が現れて、巡礼たちは雨に洗われながら、聖女アポロニアへの感謝や喜びを声にしたとのことです。

「宇宙の造り主である神様、あなたの端女アポロニアの祈りにより世の農夫たちの労をお守りください。また、われわれがあなたから託されたあなたの創造物を壊さないで生きる知恵をお与えください」

聖女アポロニアは歯だけではなく、実生活に密着した聖人だったようです。

3．2014年3月、ルーブル美術館再訪

フランシスコ・デ・スルバランが描いた愛らしい顔をした聖アポロニアがとても印象深かったので、他には聖アポロニアの肖像がないかと、翌年にドイツ・ケルンのデンタルショーに参加した帰りに、再びパリのルーブル美術館を訪れました。

平岡氏の案内で、美術館で2枚の聖アポロニアの絵画を見つけました(図8a、b)。1枚は聖人の描かれた絵の右端に聖アポロニアが描かれています。鉗子で持っている歯は3根あり、上顎の大臼歯のようです。その後も多くの絵画を拝見しましたが、上顎の大臼歯を持つ聖アポロニアの絵画はこれだけでした。

一般人にとっては、聖アポロニアの持つ歯がどの部位かはどうでもよい話ですが、関心を持ってしまうのは、歯科医師としての性なのでしょうか。

ポルト大聖堂

聖アポロニアに興味をもち、インターネットでいろいろ検索していると、ポルトガルのポートワインで有名なポルトのポルト大聖堂に聖アポロニアの実際の歯が展示されているという情報をみつけました。

また、平岡さんから、南フランスのトゥールーズ近郊で、聖アポロニアの歯を子どもの歯または顎に当てることで、将来、子どもが歯で苦しむことがないという親の願を叶える習慣がいまだに残っているというメールが届きました。

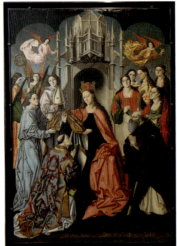 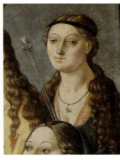 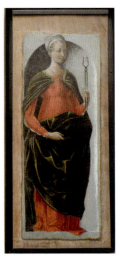

図❽a　ルーブル美術館にある聖アポロニアの絵画。聖イルデフォンソの画家『聖母マリアから按手を受けるトレドの聖イルデフォンソ』(15世紀末)。右は聖アポロニアの拡大

図❽b　ルーブル美術館にある聖アポロニアの肖像画。エルコーレ・ロベルティ『聖アポロニア』(15世紀後半)

4．2014年7月、ポルトガル＆フランス

　2014年7月にポルトガルに行き、その後、フランスのトゥールーズで平岡氏と合流しました。

　もともと要塞として建てられたポルト大聖堂（**図9a**）はわりと閑散とした教会で、人気の観光スポットではないようでした。教会内の聖アポロニアの実際の歯もポツンと展示されているだけで、見る人もなく、展示番号48としてわずか2行の説明しかありませんでした（**図9b**）。10分ほどその場にいましたが、誰も見学に来ず、当然かもしれませんが、一般の観光客はあまり聖アポロニアの歯に関心がないようでした。

　展示されている聖アポロニアの歯は歯根が2本あり、下顎の大臼歯のようでした（**図9c**）。

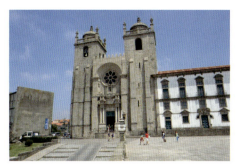

図❾a　ポルト大聖堂

47 | Frontal de altar, seda vermelha bordada a fio metálico dourado, século XVII-XVIII. (v. conjunto Pontifical do mesmo tipo, n. 25).

48 | Relicário de Santa Apolónia, prata dourada, pendentes de cristal de rocha, século XVI.

49 | Cruz relicário do Santo Lenho. Base e haste de prata dourada e esmaltes, com brasão e punção de Barcelona, século XVI. Cruz de prata dourada, ouro e pedras, século XVI.

図❾b　聖アポロニアの歯の説明文。48番　聖アポロニアの聖遺物。金めっきした銀器。水晶の下げ飾り。16世紀

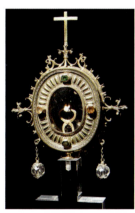

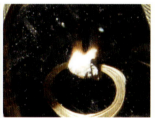

拡大写真

図❾c　展示されていた聖アポロニアの歯

サマタン司祭館

　トゥールーズは、スペインに近いフランス南西に位置した都市です。A300などの飛行機を生産するエアバス社があるメカニカルな都市で、なぜこの地に聖アポロニアの歯があるか、不思議です。

　トゥールーズ近郊のレザ・シュール・レーズ市のウェブサイトでは、第一次十字軍に従軍したトゥールーズの騎士、フォア伯爵ロジェ2世がイスラエルの帰りにコンスタンチノープルに立ち寄り、コンスタンチノープル皇帝から土産として

聖アポロニアの歯を1本贈られました。1105年、彼はこの歯をトゥールーズに持ち帰り、他の聖遺物とともにレザ修道院に寄贈しました。1790年に修道院は売却され、聖遺物は他の教会へ移されました。ここから、この地方独特の聖アポロニアの歯に対する風習が生まれました。

　はじめに訪れたのは、トゥールーズ近郊にあるサマタン司祭館です（**図10a**）。若い夫婦が幼児を連れて3人で司祭館に来ました。幼児が将来、歯で苦しむことのないようにと、引退司祭のラカズ神父に聖アポロニアに対するお祈りを依頼していました。神父は聖アポロニアにお祈りを捧げた後に、その証として聖アポロニアの像を刻んだメダルを母親に直接渡しました。メダルのケースは机の上に置かれ、「これが聖アポロニアの歯だよ」というような説明をしていました（**図10b～d**）。

　この司祭館では、世界中から聖アポロニアへお祈りの依頼を、手紙やメールで受け付けています。お祈りを捧げた証として、印刷物と聖アポロニアを刻んだメダルを郵送するそうです（**図10e**）。子どもの歯の祝福は、司祭館で毎週土曜10～12時に受けられます。司祭館からほど近いサマタン洗礼者聖ヨハネ教会には、聖アポロニアの像が飾られていました。

レザ・シュール・レーズの洗礼者聖ヨハネ教会

　次に、同じくトゥールーズ近郊にあるレザ・シュール・レーズの洗礼者聖ヨハネ教会を訪れました（**図11a～f**）。

　儀式の前に、全員で聖アポロニアへ祈ります。この教会では、聖アポロニアのものと称する歯を子どもの歯や歯肉に直接当てていました。これを行っているのは司祭ではなく、モルジェア女史をはじめとする信者のボランティア活動だそうです。子どもを連れて来た母親に話を聞くと、自身もその母も、同じ儀式を受けたそうです。日本でも、赤ん坊が生まれると年齢に応じた儀式があり、同じような慣習なのかもしれません。参加者の名簿を拝見すると、近隣だけではなく、遠方からも来ていました。お祈りの儀式は、毎週土曜15時に実施しているそうです。教区を担当するスジャロン神父によれば、毎週10～30人ほどの子どもがやってくるそうです。

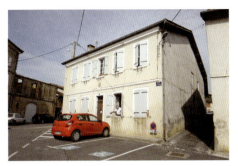

図❿a　サマタン司祭館

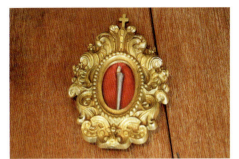

図❿b　聖アポロニア聖遺物のケース

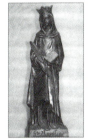

図❿c　聖アポロニアに関するお祈りが書かれた印刷物とメダルを渡す

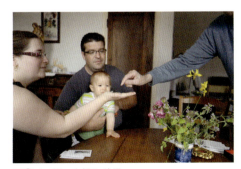

図❿d　若い夫婦と幼児

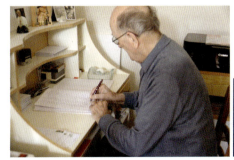

図❿e　世界各地からお祈りの依頼が手紙で届く。後日、お祈りを捧げた証として、印刷物と聖アポロニアを刻んだメダルを返送する

Chapter 1　聖アポロニア外記　　19

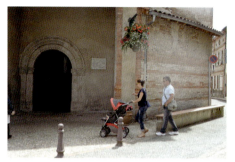
図⓫a　レザ・シュール・レーズの洗礼者聖ヨハネ教会。12〜19世紀。音楽を奏でることができるカリヨン（組鐘）があることでも知られる

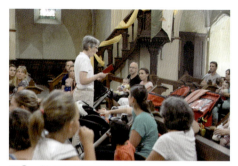
図⓫b　儀式の意義を説明する

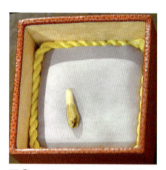
図⓫c　聖アポロニア聖遺物のケース（どう見ても古い歯に見えません。それはそれでいいでしょう。心の問題ですから……）

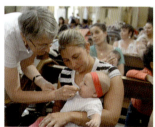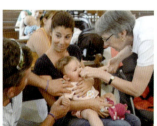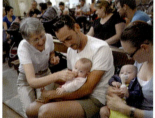
図⓫d　この教会では、直接、聖アポロニアのものとされる歯を歯肉や歯に接している

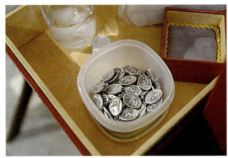 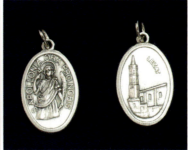

図⓫e　寄付すると、聖アポロニアのメダルがもらえる。これを子どもの枕の下に入れておくとよいという

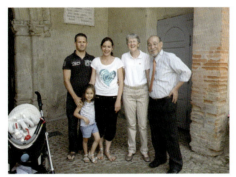

図⓫f　信者とボランティアの方と記念撮影（右端が筆者）

　レザ・シュール・レーズの教会で聖アポロニアの歯の儀式を記録・撮影していると、地元の歴史遺産協会会長のゴベール氏が、「遠い日本から歯科医師が来て、この儀式に参加されたのは、私の知るかぎりあなたが初めてですよ」と話しかけられ、名刺を交換しました。後日、ゴベール氏から「聖アポロニアに関して聖職者が書いた本は知られていますが、歯科医師が聖アポロニアに関して書いた本もあるのです。興味があれば、紹介します」という手紙が届きました。この便りがきっかけとなり、本書後半で平岡氏が翻訳した『歯を患う者の守護聖人　聖アポロニアを訪ねて』と出合ったのです。

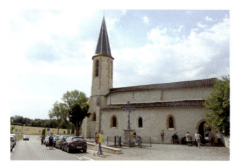
図⑫a　ベルナック聖母教会

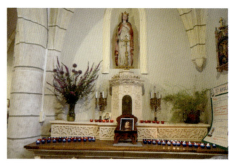
図⑫b　祭壇の中央部に聖アポロニア聖遺物のケースが置かれている

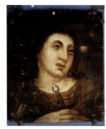
図⑫c　聖アポロニアの像

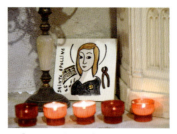
図⑫d　若手の画家が描いたと思われる聖アポロニアの像

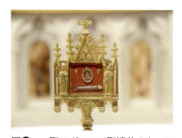
図⑫e　聖アポロニア聖遺物のケース

ベルナック聖母教会

　次は、トゥールーズ近郊にあるベルナック聖母教会です（**図12a〜i**）。儀式の始まる前に聖アポロニアに関する説明をしてから、全員でお祈りを捧げました。お祈り後、聖アポロニアの歯を納めた聖遺物のケースを子どもの頬に一人ひとり当てていました。頬に当てる儀式が済むと、聖アポロニアにお祈りを捧げた証として、聖アポロニアの像を刻んだメダルがもらえます。この教会で儀式を行っている方も信者で、ボランティア活動だそうです。

　歯を使用した儀式はフランス全土にわたるものではなく、トゥールーズだけのようです。

　この儀式は毎月第1日曜日の11時に開催され、司祭は1つの教区にあるいくつ

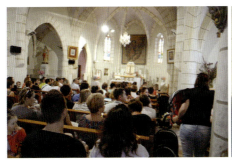 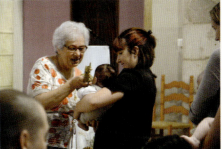

図⓬f　ベルナック教会では、遺物のケースを頬に当てていた

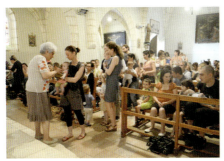 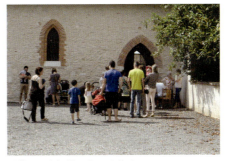

図⓬g　お祈りの順番待ち　　　　　図⓬h　和気藹々とした集まり

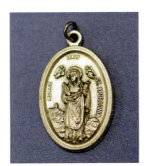

図⓬i　聖アポロニアの像はイタリアで作られたもののよう

もの教会をかけもちしているのが現状だそうです。

聖セルナン寺院

　その後、トゥールーズ市内の聖セルナン寺院に向かい、地下祭室の宝物展示室にある聖アポロニアの骨を見学しました（図13a〜c）。しかし、「これが聖アポ

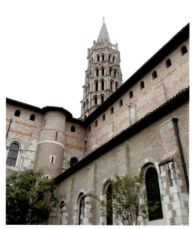

図❸a　聖セルナン寺院

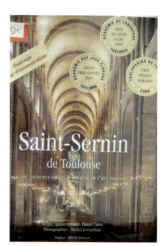

図❸b　聖セルナン寺院を主題とした大型本の表紙

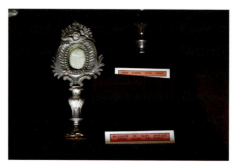

図❸c　聖アポロニアの骨。19世紀半ばの聖遺物入れ

ロニアの骨だよ」と言われるだけで、実感はわきませんでした。

5．2016年5月、ベルギー＆フランス

　2016年のゴールデンウィークに、聖アポロニアに関して調べるために、平岡氏とともにベルギーとフランスを訪ねました。

アペルスの聖アポロニア教会
　まず、ブリュッセル、ヘント、アントワープからなる三角形の中心に位置する、アペルスの聖アポロニア教会を見学しました。

　オランダ語圏ですから13世紀ごろからそう呼ばれている「アペルス」は、いまでは「林檎」を意味します。しかしその由来はわかっておらず、「アプルス」なる小川があったからだとか、聖アポロニアの聖所があったからだともいわれています。

　小さな教会でしたが、聖アポロニアのステンドグラスがとてもきれいでした（**図14a**）。歯を把持した鉗子は持っていませんでしたが、殉教者としての証であるシュロの葉を抱いた聖アポロニア像がありました（**図14b**）。

　主祭壇には聖アポロニアの殉教が描かれています（1809年、ヤン・ヨゼフ・デ・ロース作）。

　教会の壁には、聖アポロニアの殉教物語を辿ることができる、19世紀作の数枚の彩色浅浮き彫りがはめ込まれていました。殉教するアポロニアと信者に慕われる聖アポロニアが描かれていました（**図14c〜g**）。

　カトリック教会の内部には、イエス・キリストが裁判で死刑宣告を受けたあと十字架にかけられるまでを、14枚の絵画で辿ることができるようにしてあります。これを「十字架の道行き」といいます。アペルスの教会外部壁面の各レリーフは、十字架の道行きの聖アポロニア版といえるでしょう。これらは19世紀末に作られたものと伝えられています。

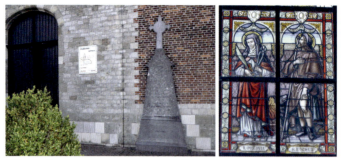

図⓮a　左：アペルスの聖アポロニア教会。右：聖アポロニアとモンペリエの聖ロック（巡礼の守護聖人）を描いたステンドグラス（ヘントのジョゼフ・カジエ工房、1902年作）

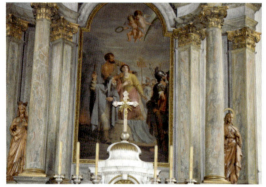

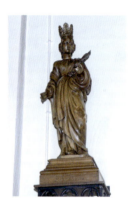

図⓮c　シュロの葉を抱いた聖アポロニア像（作者不明、1670年ごろ）

図⓮b　教会の中央祭壇に飾られた聖アポロニアの殉教図

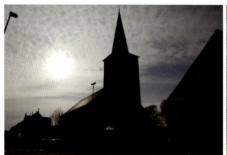

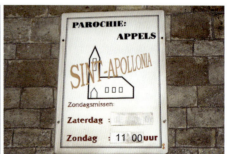

図⓮d　アペルスの聖アポロニア教会

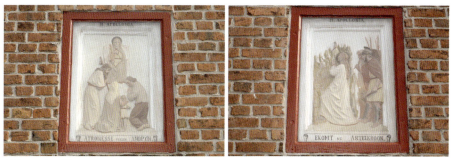

図⓮e　左:「聖アポロニア、歯痛を取り去り給う」モンペリエの聖ロック(瓢箪のついた巡礼杖)の導きにより、幼子とその父母が聖女に祈る
　　　　右:「聖アポロニア、殉教者の冠を受く」ローマ兵らの見守る中、猛火に飛び込む聖女

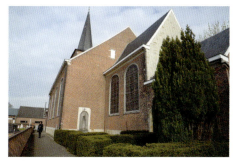

図⓮f　絵は教会の外壁に飾られている

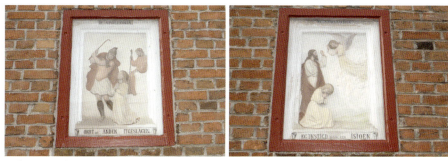

図⓮g　左:「聖アポロニア、歯を毀たれる」ローマ兵が聖女を拷問する
　　　　右:「聖アポロニア、主の前に良き者とされる」聖ロックの隣で聖女と耳を傾ける天使

Chapter 1　聖アポロニア外記

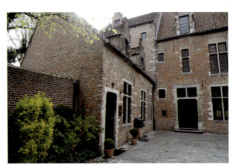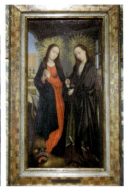

図⓯　左：エラスムスの家。右：「聖マルガレタと聖アポロニア」　ロヒール・ファン・デル・ウェイデン（15世紀後半）

エラスムスの家

　ブリュッセルのエラスムスの家では、ローヒル・ファン・デル・ウェイデン作「聖マルガレタと聖アポロニア」が展示してありました（図15）。

　右側に描かれた聖アポロニアは、抜歯で処刑される構図ではなく、右手に鉗子を持っています。

ベルギー王立美術館

　次に、ベルギー王立美術館を訪れました（図16a、b）。

　聖ルキア伝の画家「聖母と処女たち」（15世紀）の左端には、右手で鉗子だけを持つ聖アポロニアが描かれています。

　ヤーコプ・ヨルダーンスが描いた「聖アポロニアの殉教」も展示されていましたが、この絵画はパリ市美術館の聖アポロニアと酷似しています（図16c、d）。画家は1枚だけの絵を描くのではないようです。

パメルの聖アポロニア教会

　ブリュッセルの西約25kmにあるパメルの聖アポロニア教会を訪れましたが、教

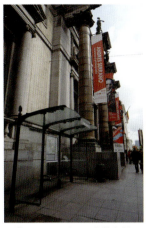

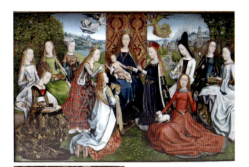

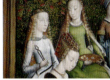

図⓰a　ベルギー王立美術館

図⓰b　上：聖母と処女たちの左端に描かれた聖アポロニア
下：その拡大図

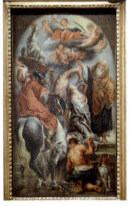

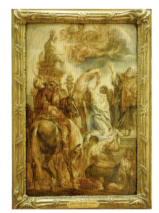

図⓰c　ベルギー王立美術館の聖アポロニアの殉教

図⓰d　パリ市美術館の聖アポロニアの殉教

会の中には入れませんでした。ここでは、燃えさかる薪の上に立ちながらも、正面を向いて見る者を祝福する聖アポロニアを描いた現代風のステンドグラス（ジョス・ベック作、1960年）と、大きな鉗子と書物を手にした聖アポロニアの木彫（作者不明、18世紀）を見るつもりでした。

Chapter 1　聖アポロニア外記　29

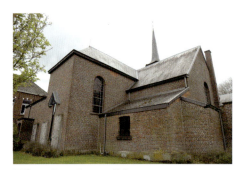

図⓱a　聖アポロニア教会

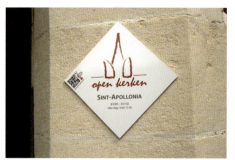

図⓱b　ベルギーの宗教的歴史遺産の啓蒙を目的とした「オープン・チャーチ基金」のロゴ

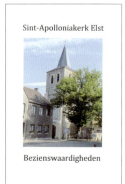

図⓱c　教会のパンフレット

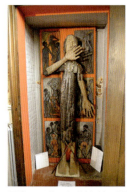
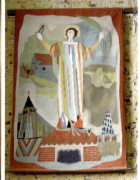

図⓱d　昔の処刑方法が描かれている。マンガチックな聖アポロニア。左：ベルギーの小説家にして美術家レイモン・スペンス作の彫像「聖アポロニアの殉教」1998年。右：タペストリー（エルスト教会のほか、アレクサンドリアの灯台やエジプトのピラミッドが描かれている）

エルストの聖アポロニア教会

　さらに西へ30kmほど進み、アウデナールデに近い、エルストの聖アポロニア教会を見学しました（**図17a〜g**）。このあたりはフランダースのアルデンヌと呼ばれる、フランダース地方でも珍しく起伏に富む地方で、教会も標高96mの丘の上にあります。

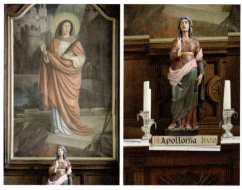

図❼e 祭壇の聖アポロニアの肖像画(ファン・デ・ムルブルッケ作、1867年)と彫刻(17世紀)

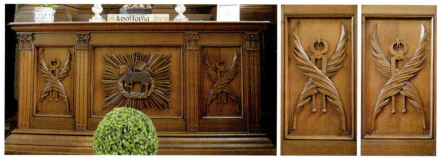

図❼f 聖アポロニアの絵と彫刻を載せた祭壇。祭壇の下左右には、聖アポロニアの象徴が彫刻されている

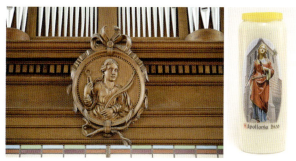

図❼g 左:パイプオルガンの基部に飾られた聖アポロニアの彫刻。パイプオルガンは1848年、L・ロファール作。右:聖アポロニアが描かれたローソク

Chapter 1 聖アポロニア外記 31

最初は、薪の上にいる鉗子を持ったマンガチックな聖アポロニアでした。祭壇にはシュロを持った聖アポロニアが描かれ、右手で鉗子を持った聖アポロニアの像が安置されていました。祭壇の左右には、シュロに挟まれた歯を把持した鉗子が彫刻されていました。祭壇の上部にも、聖アポロニアの飾りの壁掛けの像がありました。

献納する聖アポロニアを描いたローソクもありました。なぜか聖アポロニアは右手にシュロの葉、左手に鉗子を持っていました。鉗子はどちらの手で持ってもよいようです。

ヘント通り沿いの小さな祠

移動の途中、同じエルストの町中、ヘント通り沿いの小さな祠に、聖アポロニアが祀られていました（図18）。それまでにあった古い聖アポロニアの祠を新しくしたという記録が残っていました（1845年）。日本でも、辻にお地蔵さんが祀られているのと同じような感じです。

地元の方がお参りできる祠で、施錠されていましたが、道路の反対側のカフェ

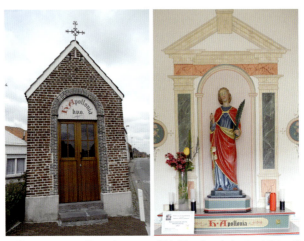

図❽　エルストの聖アポロニアの祠と祠にまつられていた聖アポロニアの立像

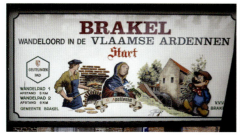 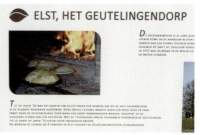

図⓳a　左:エルストを一部に含むブラケルの町の看板「フランダースのアルデンヌ周遊ルート起点」と書いてある。フーテリンフを焼く窯、聖アポロニア、水車小屋が描かれている
右:名物フーテリンフで知られるエルスト村の案内板

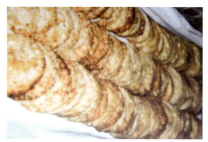

図⓳b　聖アポロニアが亡くなった2月にフーテリンフを食べる風習がある

「ヘット・フクスケ」の店主ペーター・バート・ブロースさんがわざわざ鍵を持って来て扉を開けてくれました。祠の中央部には聖アポロニアの像が安置され、右手に鉗子、左手にシュロの葉を持っていました。ペーターさんが中心となって管理しているこの祠は2015年に修復され、その良好な状態が最優秀修復例としてブラケル文化遺産保護基金から表彰されています。

　その近くには、「フーテリンフ」という名物パンケーキを焼く絵と聖アポロニアが描かれた看板がありました（**図19a、b**）。

　聖アポロニア教会の近くに祠があり、祠の脇に写真入りの説明文の看板がありました。看板にはパンを焼く写真があり、聖アポロニアが亡くなった2月に食べる風習があるそうです。

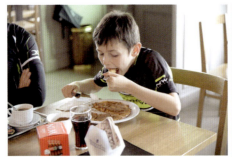
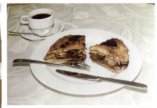
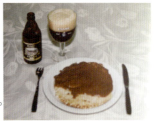

図⓴　左：フーテリンフを食べている地元の子ども。
　　　右：筆者らが食べたフーテリンフ

　帰りに、鍵を開けてくれたカフェに寄りました。店主になぜパンを焼く写真があるのかと尋ねると、「地元では、聖アポロニアが亡くなったとされる2月9日に、パンではなくフーテリンフという名のホットケーキを食べる風習がある」とのことでした。ご当地では、名物料理としていつでも食べられます。たまたまカフェに入店した親子が、フーテリンフを注文していました（**図20**）。フーテリンフは、地元の特産の黒砂糖をのせて食べるそうです。「黒砂糖はう蝕になりやすいのでは？」と考えるのは歯科医師の思考であり、地元では風習を大事にしているのでしょう。

　フーテとは「杓子1杯分」という意味で、それだけの分量の生地で焼くパンをフーテリンフといいます。材料は牛乳、小麦、卵、酵母、塩、シナモンです。この菓子が聖女に結びつけられたのは、パンの焼き窯と拷問の薪の類似性によるものと思われます。

　榎　恵先生の『聖あぽろにあ記』第5章の聖アポロニアに関する種々なる民俗のなかで、ボヘミヤ地方では2月9日の聖アポロニア祭に断食すると、その年は歯痛知らずで過ごせると信じられていました。また、ババリア地方では、芍薬の

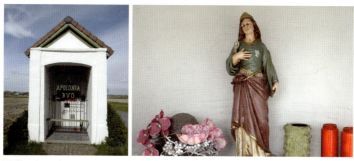

図㉑　畑の中にある聖アポロニアの祠と立像（18世紀）

種を「アポロニア種と呼び、これを紐に通したものを、子どもが噛むと歯が容易に生えると信じられている」と紹介しています。

ティールトの畑の祠

　ブリュッセルからブリュージュに移動中、ティールトにも畑のまん中に聖アポロニアの祠がありました（図21）。シュロの葉は持っていませんが、右手には歯を把持した鉗子を抱えています。周囲に人家はなく、寂しい祠でした。教会に行ってお祈りを捧げるのではなく、身近に聖アポロニアへのお祈りを捧げる信仰があり、地元に聖アポロニアへの信仰心が根強く拡がっていると感じました。前述したパリ郊外のシャルー・ムリヌーでは、現在の村の人口が400人ほどにもかかわらず、1893年の大干ばつの際にはボース地方に暮らす何千人もの農民が集まり、大行列が行われました。昔はこの祠にも、多くの農村の信者がお祭りのように集まったことでしょう。

聖ヨハネ施療院

　ブリュージュでは、聖ヨハネ施療院に聖アポロニアの骨の聖遺物があるので、見学に行きました（図22a〜c）。
　聖遺物の中に納められているのは、上顎の小臼歯の歯冠部と骨でした。素人が力ずくで歯を鋏で無理に抜こうとすると、歯根部で折れるのが当然で、きれいに

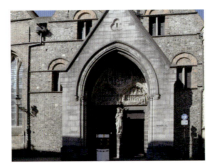

図㉒a　聖ヨハネ施療院

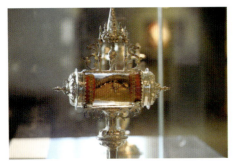

図㉒b　聖遺物を入れている銀細工のケース

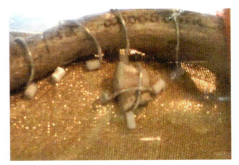

図㉒c　聖アポロニアの骨と折れた歯冠（上顎小臼歯）

歯根部まで抜歯されているほうが不自然です。素人からすれば、歯は歯根まであるのが自然と考えるでしょう。アポロニアが重度の歯周疾患でなければ、素人が正しい抜歯をできるはずはありません。歯科医師の目からは、拷問という感情が高まった強度の力でなければ、歯を正しく抜歯はできないと考えます。無理に歯を折られた歯冠だけの歯のほうが、拷問を受けた実感があります。

　しかし、伝説は伝説として捉えるべきです。榎 恵先生が後述されているように、「真疑を云々すべきではないであろう」という考え方が、伝承に対する態度と心得るべきです。聖アポロニアが抜歯の拷問を受け、聖人となり、庶民からの歯に対する絶大なる信頼を受けている事実が大切だと考えます。患者さんから信頼さ

れる歯科医師が、聖人としてのアポロニアを引き継ぐ者ではないでしょうか。

　なぜアポロニアの歯や骨が現存しているのでしょうか。

　榎先生は『聖あぽろにあ記』第5章で、「1643年カイゼル・フェルディナンド三世とその妃マリアはその王子レオポルトの歯痛が癒ったので維納の聖オウガスティン教会の中に聖アポロニア拝堂を造った。そしていろいろなものを献納した中に妃が日常頸に飾っていたと云うアポロニアの歯牙と、銀の聖女像があったが、後世これらは他に移管されたり、盗難にあってしまったと云われている。さらに聖アポロニアの遺物と称せられているものは至るところの教会に秘蔵されている。これらは皆歯痛を癒す力ありと信じられて、禮拝され祈祷の対象となっている。なかでも彼女の歯を秘蔵するものが多く、また下顎骨や歯の植わっている顎骨、さらに腕とか舌を所蔵するところもある。もちろん聖アポロニアとて32本以上の歯牙を有していたわけではないが、こういうことは遺物の偶像化としては東西至るところにみられる例証であるから、その真疑を云々すべきではないであろう」と述べています。

　確かに、アポロニアの歯や骨を所有している教会や修道院は多く存在します。榎先生がおっしゃるとおり、聖アポロニアとて32本以上の歯を有していたわけではないのですが、何よりも信じることが大切だと思います。

　ポルト大聖堂の聖アポロニアの歯は、下顎の大臼歯だとか、ルーブル美術館の聖アポロニアが持つ歯も下顎の大臼歯だとか考えるのは、俗人の証です。

　現地の価値判断では、現在は聖遺物より聖遺物を入れている銀細工の聖杯のほうが価値があるそうです。確かに、銀細工の聖杯は見事な細工がなされている立派なものでした。しかし、聖遺物はとても大切な高貴なものなので、製作者はそれに相応しい繊細な聖杯を、心をこめて作ったのでしょう。聖杯の製作者は、まさか聖遺物より価値あるものになるとは想像もしていなかったと思います。ものに対する価値観は普遍ではなく、時代によって変化をするものだと考えさせられました。

　聖ヨハネ施療院の奥には聖アポロニアの門があり、入口に聖アポロニアの像が安置されています。聖アポロニアは、左手にシュロの葉と右手に歯を保持した象徴としての鉗子を持っています（**図23a、b**）。

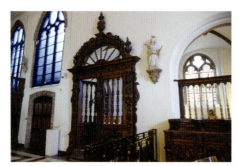
図❷a 聖アポロニアの門

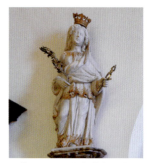
図❷b 入口上部右側に飾られた聖アポロニアの立像（作者不明、17世紀）

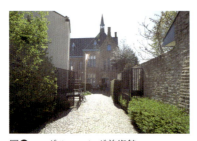
図❷a グルーニング美術館

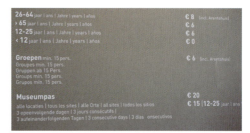
図❷b 年齢により、見学料が細かく分かれている

グルーニング美術館

　続いて、グルーニング美術館を見学しました（**図24a、b**）。

　ヘンドリク・ウィレムセンスが描いた「聖アポロニアの祈り」（17世紀）が展示されていると聞いて訪れましたが、残念ながら非公開でした。

聖アンナ教会

　ブリュージュから列車で北海の港町オーステンデに移動し、ここからブルージュに向けて移動しながら、途中の教会を訪問しました。

　オーステンデ駅近くのステーネ地区にある聖アンナ教会に、聖アポロニアの像があると聞いて訪れました（**図25a、b**）。

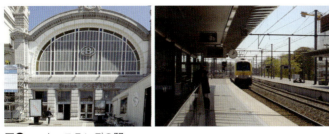

図㉕a　オーステンデの駅

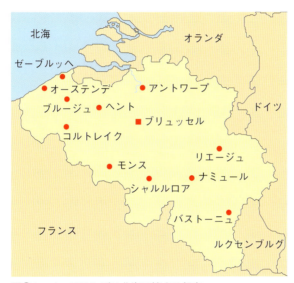

図㉕b　オーステンデは北海に接する都市

　聖母マリアの母、聖アンナの名を冠した教会ですが、内部には聖アポロニアの祭室（17世紀）と立派な祭壇（19世紀）、ステンドグラスがありました（図26a、b）。

エーレンの聖アポロニア教会

　続いて、オーステンデとダンケルクの中間あたりに位置する、エーレンの聖アポロニア教会を訪ねました。教会の隣には、ベルギー軍の墓地があります（図

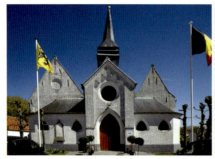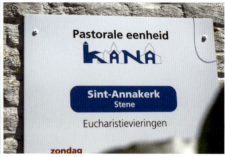

図㉖a 聖アンナ教会

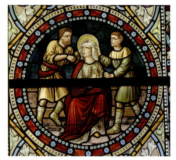

図㉖b 歯を抜かれる聖アポロニアのステンドグラス［ジュール・ドッベラーレ工房作（ブリュージュ）、1904年］

27）。オーステンデ一帯は第一次世界大戦中に最大の激戦区となり、結局はドイツ軍に占領され、ドイツ海軍のUボート基地が建設されてイギリス海軍の攻撃を受けました。そのような背景から、この地域は多くの戦死者の墓地がありました。タクシードライバーの話では、この一帯は身を隠す丘などがなく、塹壕を掘って戦うものの、低湿地帯なのでその中に水が溜まりやすいため、兵士は2週間ごとに掘り返したそうです。

　戦争は軍の上部が引き起こし、実際の被害者は若者です。戦死者のほとんどは18〜24歳でした。戦争はいつも若者の命を奪います。筆者の父親は、太平洋戦

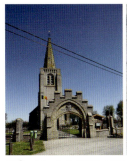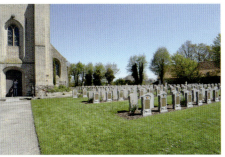

図㉗　エーレンの聖アポロニア教会

争時に海軍予科練の教官でしたが、いつも同じことを言っていました。若者こそ被害者であるという政治的意識をもっともってほしいと感じます。

聖アンデレ教会

　続いて、ウーメンの聖アンデレ教会を訪れました（図28）。11世紀以来のロマネスク様式の部分が残る古い教会ですが、第一次大戦中にドイツ軍の手に落ちて監視塔として利用され、のちに連合軍による空爆で完全に廃墟と化しました。その後、立派に再建されたのですが、1985年に今度は大火に見舞われ、堂内のほとんどの内装と備品が消失しました。ここには、聖アポロニアの小さな遺骨容器（18世紀）が安置されていたはずでしたが、行ってみると教会内部は無人で、かつ近代的なホールのように変身していて、聖遺物を納めた祭壇は見当たりませんでした。

　この後、イクテヘムの聖ミカエル教会とロッペンの聖マルティヌス教会を訪れましたが、前者は閉まっていました。

　移動途中の畑の中に、聖アポロニアの祠がありました（図29）。地元の人々と密着していると同時に、民間宗教に近いものも感じました。タクシードライバーも、子どものときに歯が痛くなると、母親から「アポロニアにお祈りしなさい」とよく言われたと話していました。ドライバーは、「アポロニアって名前なのか、何なのかはわからなかったけど、母親に怒られるから」と笑って話してくれました。

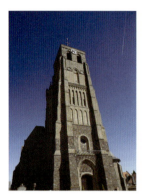
図㉘　聖アンデレ教会

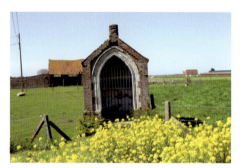
図㉙　花に囲まれた聖アポロニアの祠

聖マルティヌス教会

　続いてロッペンにある聖マルティヌス教会に参りました（図30a、b）。三体の聖人のうち、向かって右側の聖人がシュロと鉗子を持った聖アポロニアの像です。聖アポロニアの絵画も展示されていました。いろいろな聖アポロニアの絵画を拝見してきましたが、最も寂しそうな表情であったのが心に残りました。

聖ワルブルガ教会

　フュルヌ中心部の広場に聳える聖ワルブルガ教会も訪れました。大きな教会堂で、諸聖人の絵画や彫刻、ステンドグラスがいたるところにあり、聖アポロニア巡礼も何やら宝探しの感を呈してきました。身廊脇のかなり高いところにあり、見つけるのに苦労したのが聖アポロニアの板絵です。同教会には、聖アポロニアの台座が箱になっている立像もありました（図31a、b）。

聖母被昇天教会

　同じフュルヌにある小さな聖母被昇天教会は、扉に鍵がかかっていましたが、隣家の人が教会を管理しており、人のよさそうなおじさんが嫌な顔もせず、愛想よく鍵を開けてくれました。非常に庶民的な教会で、中には聖アポロニアの像が

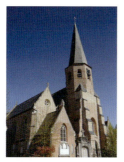

図❸⓪a　ロッペンの聖マルティヌス教会

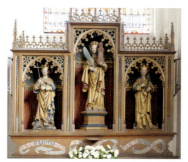

図❸⓪b　左から聖マルガリタ（ドラゴン）、聖バルバラ（塔）、聖アポロニア（鉗子）

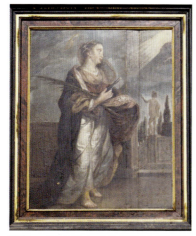

図❸①a　聖アポロニアの肖像画（作者不明、18世紀）

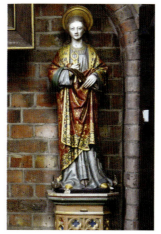

図❸①b　聖アポロニアの立像。台座が箱になっている

ありました（**図32**）。おじさんは、後ろの壁の上にも像があると教えてくれました。この教会にも、同様に第一次世界大戦の英連邦戦死者の墓地がありました。英連邦戦死者墓地はわが国の横浜（保土ヶ谷）にも第二次世界大戦のものが整備されていることをつけ加えておきます。

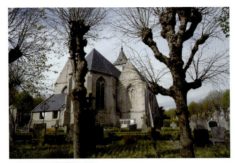
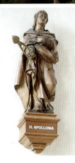

図㉜ 聖母被昇天教会。聖アポロニア像と壁に飾られた聖アポロニア像（17世紀）

聖母大聖堂

　ベルギー最古の町、トゥルネーを訪れました。この町はこれまでに、フランス、英国、スペイン、オランダ、再びフランス、そしてオーストリア、またフランス、オランダの領地となり、ベルギー建国（1830年）とともに、ベルギーの都市になりました。

　この町にある聖母大聖堂を訪れました（図33a〜c）。ここの宝物館には、数多くの聖アポロニアの骨や歯の聖遺物と絵画が展示されていました。宝物館の入口には、聖アポロニアの絵画が飾られていました。なかには聖アポロニアの骨が、なぜか銀製の腕の中央部に飾られていました。

　最初と2番目の腕には指に鉗子がありますから、聖アポロニアの聖遺物であると理解できます。骨ですから、やはり何かに包むかたちをとったのでしょう。

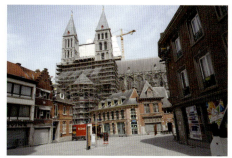
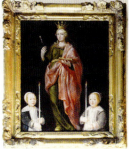

図❸a 聖母大聖堂。右は、宝物館の入口脇に飾られた聖アポロニアの肖像画（17世紀）

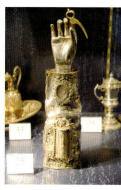
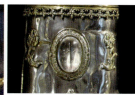

図❸b 歯を把持した像の中央に、聖アポロニアの骨がある

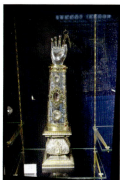
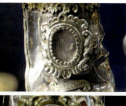
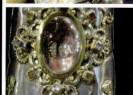
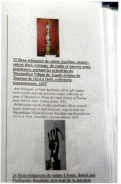

図❸c 別の展示室で、同様の歯を把持した像には、中央の上段と下段の2ヵ所の窪みに聖アポロニアの骨がある。文書はその説明文（アントワーヌ・ド・シュルモン作、1633年）

Chapter 1 聖アポロニア外記 45

聖ヤコブ教会

　同じトゥルネーの聖ヤコブ教会にも足をのばしました（図34a、b）。中央のステンドグラスには、聖アポロニアが描かれています。上段は聖アポロニアの姿が、下段には歯を抜かれて拷問に処せられている聖アポロニアの姿が描かれています。

聖ヴィンセンシオ・ア・パウロ教会

　パリに移動し、パリ10区にあるの聖ヴィンセンシオ・ア・パウロ教会（図35）を訪れました。身廊の上、階上席側面西側の壁画には、後方2列目に聖アポロニアが歯を保持した鉗子を持って描かれています。それぞれ右から2人目が聖アポロニアです。

コンデ美術館

　次にパリ郊外のシャンティイに向かいました。フランス語でシャンティイといえば、ホイップクリームを連想しますが、この生クリームはここで発明されました。
　シャンティイ城内のコンデ美術館では、初期ルネサンス美術の名画家ジャン・

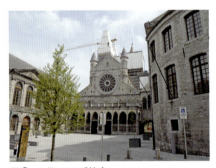

図34 a　聖ヤコブ教会

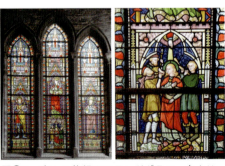

図34 b　左：3枚組のステンドグラス。左より、神聖ローマ皇帝ハインリヒ2世、聖アポロニア、教皇聖ユリウス1世（アルチュール・ヴェラーゲン作、1881年）、右：聖アポロニアの部分

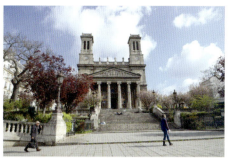

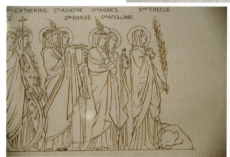 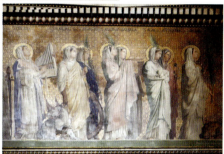

図㉟ 聖ヴィンセンシオ・ア・パウロ教会(左図は解説図)。イポリット・フランドランによる壁画(19世紀)

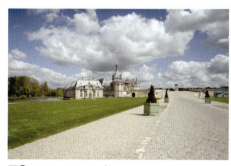 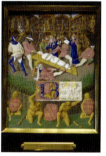

図㊱ シャンティイ城

　フーケの「聖アポロニアの殉教」(15世紀)を見学しました。この絵は、もともと装丁された『エティエンヌ・シュバリエの時祷書』を分割したものです。説明分の文字と比較しても、非常に小さな絵画であることがわかります(図36)。

Chapter 1　聖アポロニア外記　47

6．2017年3月、ドイツ

聖アポロニアはさまざまなところに祀られています。
2017年3月に、2年ごとに開催されるドイツ・ケルンデンタルショーへ行きました。

ヴァルラフ美術館

　ケルンでは、アポロニアに関するヴァルラフ美術館を探しました。ケルンにはケルン大学長で神学者のヴァルラフ教授が、個人でコレクションしたケルンで最も古い美術博物館があり、3枚の聖アポロニアの肖像画が展示されています（**図37a、b**）。
　聖アポロニアの象徴である歯は、左手に持つ絵と右手に持つ肖像画があります。祭壇画の画家による三幅対祭壇画「磔刑のキリストと聖人たち」（1425～1430年）の絵の裏面（つまり、扉を閉じたときの表面）に、描かれていました。たぶん、展示スペースがなかったのでしょう。「聖アポロニア」の撮影に普通のカメラが入るスペースはなく、スマートフォンでやっと撮影できました。何か大事にされていない印象を受けました。しかし、この聖アポロニアの肖像画は、いくつかの歯をネックレスのように繋げて手にしているなど、よく見ると多様な描き方です。後述する ADA の中の"paeony"という花の名前の由来はアポロから来ており、その種子を編んでネックレス状にして子どもの首飾りにすると、歯のトラブルを和らげることと何か関係があるのかもしれません。

ケルン大聖堂

　マドリッドと同様に、ケルン大聖堂（**図38a**）の近くに聖アポロニアの人形・絵画を取り扱う店がありました（**図38b～e**）。3体の聖アポロニアの像があり、筆者は小さな2体と聖アポロニアの絵を買い求めました。聖アポロニアの像は、木工品できれいに彩色した手の込んだものでした。
　信者は聖アポロニアの人形や絵画を買い求めて家に飾り、歯で困らないために

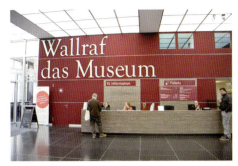

図㊲a　ヴァルラフ美術館

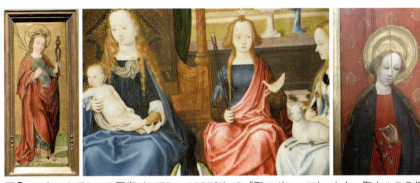

図㊲b　左：ナデシコの画家（1475〜1525年）の「聖アポロニア」、中央：聖ウルスラ伝の画家「聖母と聖女達」（1485年ごろ）、右：「磔刑のキリストと聖人たち」（1425〜1430年）の裏面に描かれた「聖アポロニア」の肖像画

毎日お祈りを捧げているのでしょう。教会内の探索だけでなく、大きな教会の近くでこのようなお店を探すのも、楽しい思い出になります。

　ケルン大聖堂の奥に、聖アグネスのステンドグラス（1330〜1340年）があり、その一部に小さな聖アポロニアのステンドグラスがあるのですが、見学する時間が合わずに、残念ながら鑑賞できませんでした。

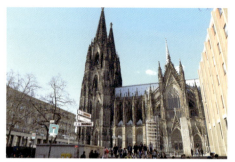

図㊳a　ケルン大聖堂

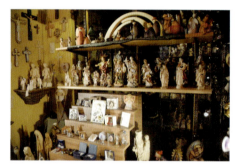

図㊳b　ケルン大聖堂近くの聖具店

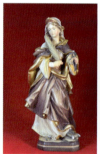

図㊳c　筆者が購入した聖アポロニアの木彫2体

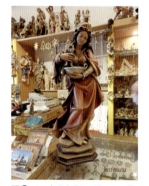

図㊳d　大きな聖アポロニア像

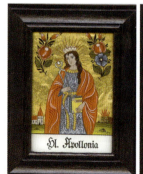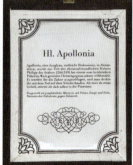

図㊳e　購入した聖アポロニアの肖像画と裏面の説明

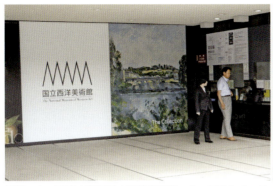
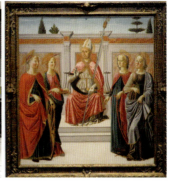

図❸ 左：東京上野の国立西洋美術館。右：フランチェスコ・ボッティチーニが描いた聖アポロニアの肖像画（右側）

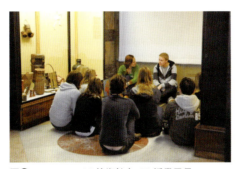

図❹ ヨーロッパの美術館内での授業風景

【参考】国立西洋美術館

　灯台もと暗しという言葉のとおり、東京の上野にある国立西洋美術館に、フランチェスコ・ボッティチーニが描いた聖アポロニアの絵がありました（図39）。そこには、聖ニコラウス、聖カタリナ、聖ルキア、聖マルガリタ、聖アポロニアの肖像と説明文があります。向かって一番右側の聖人が、聖アポロニアです。

　ヨーロッパの美術館では、美術館内で学校の授業が行われています（図40）。直接実物を見ながらの授業は、学生にとってとても印象的で記憶に残ります。残念ながら、日本ではこのような美術館の活用はあまり活発ではありません。

灯台もと暗しといえば、日本にも「アポロニア」という洗礼名の殉教者がいます。江戸時代初期の1622年9月10日、「元和の大殉教」において、長崎の西坂で斬首されたキリシタン女性です。ドミニコ会伝道士ガスパル籠手田の伯母にあたり、寡婦でした。隣人のアンドレス村山徳安がドミニコ会士モラレス神父を匿っていたことを密告しなかったために処刑。その後、2世紀半を経た1867年7月7日、教皇ピオ9世によって日本205福者殉教者のひとりとして列福されました。洋書の聖人事典には「長崎のアポロニア」と記載されることもあります。カトリック教会では、9月10日を江戸時代の日本の全殉教者を記念する日と定めています。また205福者殉教者は現在、長崎は放虎原の顕彰碑に合祀されています。一方、多くのキリシタンが処刑され、長崎のアポロニアもまた命を絶たれた西坂の丘には、日本26聖人記念碑と記念館が建てられています。

【参考】聖アポロニア駅

　スペイン・マドリッドの地下鉄の終着駅に、聖アポロニア駅があります（図41a）。三浦先生が1997年6月、ヨーロッパ矯正歯科学会に出席してから、ポルトガルのリスボンに立ち寄ったそうです。JALグループ機内誌「SKY WARD」2006年10月号の表紙に、聖アポロニア駅が掲載されているのを、三浦先生が見つけられました。

　筆者の友人である羽柴伸宏氏に聖アポロニアの話をしたところ、彼がポルトガルを旅行したときに、聖アポロニア駅の写真と聖アポロニアの人形を土産にくれました。駅の隣には、宗教に関係するさまざまな品物を取り扱うお店があり、ここで買った聖アポロニアの人形でした。この人形は、陶材でできていました（図41b）。

　羽柴氏はアポロニア駅を訪れ、駅長にその名の由来を聞きました。1717年にサンタ・アポロニア教会が建設され、1755年にリスボン大地震で全壊したそうです。1852年、跡地は馬車駅に改修され、それが鉄道駅に発展して現在に至り、名称だけが残って、聖アポロニア駅と呼ばれているのだそうです。

　聖アポロニアの名のついたワインもあります（図42a）。彼はワインに精通し

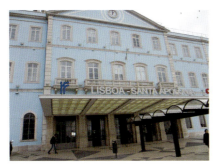

図㊶a　聖アポロニア駅

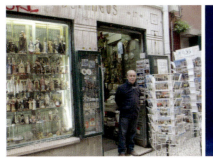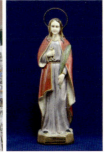

図㊶b　駅近くの聖具を取り扱う店と、購入した聖アポロニア像

ており、フランスに行ったときに、わざわざアポロニアワインのワイナリーを訪ねてくれました（**図42b**）。ドメーヌ・デュ・ボランベルグという、ドイツの国境に近い北フランスのアルザスワイン街道沿いにあります。ワイナリーの持ち主の話では、彼は5代目にあたり、この畑は教会のものでした。ここから300〜400m離れたところに聖アポロニア教会は建てられていたのですが、ずっと昔に完全に破壊されてしまったそうです（**図42c**）。創業者がそれを受け継ぎ、聖アポロニアそのままの名前と伝統的な製法で、ワインを作っているそうです。ワインセラー兼売店には、聖アポロニアの像が奉られています（**図42d**）。

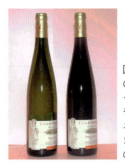
図㊷a アポロニアの名がついているワイン。リースリングやゲヴュルツトラミネールなど、さまざまなアルザスワインの味を楽しめる

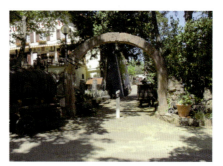
図㊷b アポロニアのワイナリー

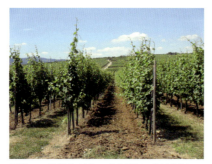
図㊷c 昔教会があった場所のブドウ畑

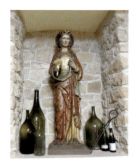
図㊷d ワイナリーの中に飾られていた聖アポロニアの立像

7．歯科界における聖アポロニア

　聖アポロニアは、とくに欧米の歯科界で大切にされています。
　Wikipediaでアポロニアを検索すると、「アメリカ合衆国では、アポロニア像はポスターとして歯科医院にふさわしいとみなされた。」と記載されています。
　ADA（The Journal of the American Dental Association）1968年10月号の表紙に聖アポロニアが描かれており、本文中に聖アポロニアに関する記載がありま

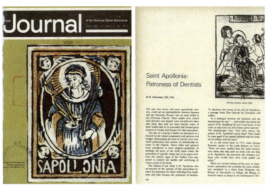

図❹ 「ADA」1968年10月号の表紙に聖アポロニアが描かれ、本文中でも触れられていた

す（790〜791頁、日本歯科大学図書館蔵：**図43**）。

　巻頭では、聖人は神と人間を繋ぐ仲介者として、キリスト教の初期から信じられており、彼らの殉教は栄誉として祭日になりました。また、人間の身体の部分にそれぞれに聖人が言い伝えられており、聖遺物品や写真にはその不思議な力で傷を癒す効果があると信じられています。

　本文の一部では、聖人アポロニアは殉死の経緯から歯の痛みに苦しむ人々の救いとなり、のちに歯科医師の守神として崇められるようになりました。アポロニア信仰の広がりは顕著で、1751年発刊の旅行誌にトルタの歯抜き職人の話「歯の女神である聖人アポロニアのご加護のもと、歯を抜く職人は誰よりも謙虚で品位が高い」が掲載されています。

　英国の歯科医師会では、最高位にあるすべての歯科医院には聖アポロニアの像が掲げられています、

　本の巻末には、アポロニアの他にも異教徒の神でアポロという聖人がおり、曖昧ではありますが、いくつか似ている部分がわかっています。まず名前が似ていること、そして殉教した2月に敬意を表して、"Apolline game" が催されていました。さらに興味深いのは、原文では "paeony" という花の名前の由来はアポロであり、その種はアポロニアの穀物として知られ、編んでネックレス状にして

子どもの首飾りにすると、歯のトラブルを和らげると信じられています。

　歯を首飾りにする絵としては、ケルンのヴァルラフ美術館にあった「磔刑のキリストと聖人たち」の裏面に描かれたものが「聖アポロニア」に類似しています。Paeonyとは、日本語にすると牡丹とも芍薬とも訳せます。榎先生の文献では、芍薬の花の名前の由来はアポロと記載されており、日本では「立てば芍薬、座れば牡丹」と、美人の代表の花として描かれています。

　また、古い風習としてドイツにあるボンドルフの町では、「歯の痛みで苦しむ人は、自分のいつも使うスプーンを聖アポロニア像に置くおまじないがある」と、像の足元の説明書きに記載されています。

St. Apollonia: The Patron Saint of Dentistry

　聖アポロニアに関しては、「Journal of the History of Dentistry」〔Vol.53（No.3）: 97-100, 2005.〕で、"St. Apollonia: The Patron Saint of Dentistry"と題した論文もあります。

　巻頭で、ローマには聖アポロニアを祀る教会があり、歯の痛みに悩む人々が救いを求めて祈りを捧げに遠方から訪れており、次のようにお祈りの言葉を暗唱していました。

「ああ壮麗なアポロニア、
　歯科界の守護聖人
　すべての歯の病を許さない貴女に
　我はこの身を捧げます
　どうか患者にしてください
　神へ願いをお取りつぎくだされば
　我に幸せな死が訪れよう
　私のハートには貴女のように
　イエス様とマリア様への愛が熱く燃えるでしょう
　キリストは我らの救世主
　アーメン

ああ神様
誘惑から我をお守りください
そして聖アポロニアに与えたように
我に力をお授けください
キリストは我らの救世主
アーメン」
聖アポロニアへのお祈りの言葉です。

　聖アポロニアは歯に関する聖人ですが、当然生体に対する疾患から救われたいという庶民の願いがあります。

　本書には、宗教は医薬に取って代わり、さまざまな病気の救いの象徴として聖人を祀り上げ、人々を惹きつけ魅了しました。その他に、以下のようなことも記載されています。

- 聖 Remy（レーミ）は熱病を治す守護聖人
- 聖 Gall（ガル）は腫瘍を治す守護聖人
- 聖 Valentine（バレンタイン）はてんかんを治す守護聖人
- 聖 Christopher（クリストファー）は喉、咽喉、気管の病気を治す守護聖人
- 聖 Eutropius（エウトロピウス）はむくみを治す守護聖人

　絵や彫刻では拷問によりアポロニア一人だけが処刑されたように描かれていますが、実は4人が同時に迫害の犠牲者となっていました。

　最初の犠牲者 Metranus（Metras）は男性で、キリストへの信仰を捨てることを拒否したため、木片で眼を潰され、死ぬまで石を投げつけられて殉死しました。

　次の犠牲者は Cointha（Quinta）という女性で、異教徒の神に寄付金を支払わなかったため、縛りつけられた状態で馬に引きずられ、死ぬまでムチを打たれ殉死しました。

　3人目の Serapion は男性で、自宅で暴行されて家の屋根から放り落とされ、頭から落ちて殉死しました。

　そして4人目がアポロニアで、歯を抜く拷問刑に繋がったのです。

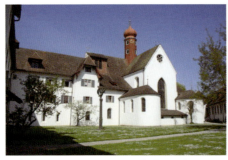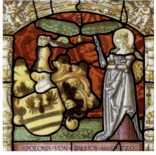

図❹　左：ヴェッティンゲン修道院。右：チューリッヒ派の作者、1520年作『アポロニア・フォン・バルモース』のステンドグラス。ステンドグラスはアルメル・バロン、ピエール・バロン共著『絵画に見る歯の治療』（P.86）に掲載されている

　聖アポロニアの勇敢な姿と彼女の有名な殉教の伝承は、聖人の力を信じる人々の心と精神を励まし、同時に欧米の歯科界において歴史的な重要人物として多くの歯科医師が尊敬する支えとなっているのです。
　アポロニアに関しては、大きな問題がありました。カトリック教では自殺は禁止されていますが、アポロニアは歯を抜かれた後、自ら火に飛び込みました。一般的には、彼女の行為は自殺と考えられますが、バチカンは火に飛び込ませたのは自殺ではなく神の意志であると認定し、聖人として認められました。
　4人は異なった方法で殉死しています。凡人である筆者は、もし歯を抜く拷問刑が別の人物であったら、その殉教者が歯の聖人になったのだろうかと思いを巡らせました。しかし、神の意志は、歯を抜く拷問刑はアポロニアでなければならなかったのだと、すぐに思い直しました。

まだまだ続く、聖アポロニアを巡る旅

　ノルウェーの歯科医師の本に聖アポロニアの名のついた本がありましたが、内容は一般の歯科のものであり、"聖アポロニアに捧ぐ"といった敬意を払った表題だけで、本は一般歯科の内容でした。
　2017年の夏休みにスイスのチューリッヒを訪れました。旅行前にインターネットで調べておくのがベストですが、ホテルのフロントやビジネスセンターで、「聖

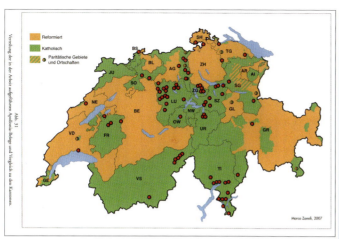
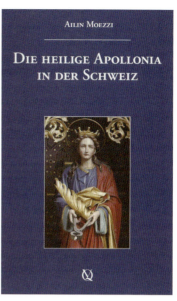

図㊺　左：アイリン・モエッツィ著『スイスにおける聖アポロニア』所収のスイスにおける聖アポロニア崇敬を示す地図。右：同書表紙。シュヴィーツ州アルプータにある聖アポロニア教会（献堂1797年）所蔵の像（19世紀中ごろ）が掲載されている

アポロニアに関するものは何かありませんか」と尋ねるのもよいと思います。チューリッヒには車で20分ほどのところに、1227年に創建されたヴェッティンゲン修道院があり（**図44**）、ここに聖アポロニアのステンドグラスがあることを知りましたが、予約が必要であり、また時間の都合上、見学に行けませんでした。帰国後に調べた情報を以下に記載します。

- http://www.aargautourismus.ch/erleben/kirchen-kloester/kloster-wettingen
- https://en.wikipedia.org/wiki/Wettingen_Abbey

『DIE HEILIGE APOLLONIA IN DER SCHWEIZ』でアポロニアの遺跡の存在地を調べると、オレンジ色のプロテスタント教会の地区よりも、主に緑色のカトリック教会の地区に多くあります（**図45**）。

過去の歴史から、数多くのキリスト教徒がさまざまな理由で迫害を受けてきたことが知られています。アポロニアに対する事件も、その一部にすぎません。歯痛の苦しみ、恐怖からの救いを求める人々が多かったため、アポロニアの事件

から聖アポロニアとして、つまり宗教としてここまで欧州各地に広まったのでしょう。アポロニアの歯として伝承されているものは、歯数で数千本あるといわれています。歯痛からの救いを求める人々の願いを終息できる唯一の存在は、われわれ歯科医師であると改めて考えると、その使命の重さを感じます。

　ヨーロッパ各地に聖アポロニア関係の絵画、ステンドグラスがたくさん存在しています。ヨーロッパを訪れるチャンスがあれば、聖アポロニアを追うのも楽しいと思います。筆者の追跡はまだまだ続くでしょう。そのきっかけを創ってくださった三浦先生に、改めて感謝を申し上げます。

　古今東西の宗教は儀式を重んじていますが、聖アポロニアは大聖堂に描かれているものもあり、何もない畑の真ん中にポツンとある小さな祠の中であったり、駅の名前として存在したり、ワインの名称になっていたり、聖アポロニア由来のパンやケーキが現存していたりと、荘厳で、かつ生活に密着した身近な聖人です。

　人類にとって苦痛を取り除く歯科治療は大切な医療行為でした。医療を受けられない人々は、そのために歯の痛みから逃れるための祈りを神に捧げてきました。カトリック教では、聖アポロニアがその願いを叶えてくださる聖人でした。西洋の歴史のなかで、歯科文化が聖アポロニアをどのような形で受け継いできたかを知ることも大切だと思います。この志は、東洋の歯科文化でも同様だと思います。

◉

　あとがきにも記載されているように、東京医科歯科大学顎顔面矯正学教授の森山啓司先生も聖アポロニアに興味をもたれており、森山先生所蔵の独で出版されたワルター・ブルック著『聖アポロニアの殉教』（ベルリンムッサー書店、1915年）［『図像に見る歯学の文化史』第2巻］を三浦先生に持参されました。

　同書には、聖アポロニアの殉教を主題とした視覚芸術としてのイラストと絵画が100点収載されていますので、一部を紹介します（**図46a〜d**）。

　多くの国で、宗教者や歯科医師が聖アポロニアについての書籍を著しています。教会や美術館でも、聖アポロニアの絵画や彫刻が展示されています。わが国の歯科医師にも、聖アポロニアに関心をもっていただけたらと思います。

　聖アポロニアの肖像画は、歯科学会誌にも使用されています。

　FDI（国際歯科連盟）は、スイスのジュネーヴに本部を構える歯科医師会組織

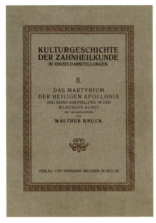

図㊻ a 『聖アポロニアの殉教』表紙

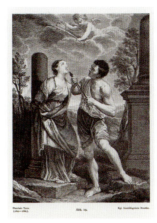

図㊻ b フラミニオ・トーレ（1621～1661年）作『聖アポロニアの殉教』（ドレスデン王立絵画館蔵）

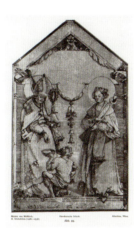

図㊻ c メスキルヒの画家（1480～1539年）作『トゥールの聖マルティヌスと聖アポロニア』（ウィーンアルベルティーナ美術館蔵）

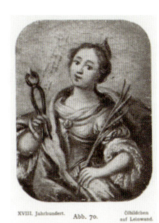

図㊻ d 作者不明、18世紀の油彩画。ケムニッツ（ドイツ、ザクセン州）のコッホ博士個人蔵

の連盟です。1900年、フランスの歯科医師シャルル・ゴトン博士によってパリに設立されました。130ヵ国以上の地域から190以上の組織が参加しており、これらの組織は少なくとも合計100万人の歯科医師を代表しており、わが国も当然加盟しています。

　1982年10月10～16日にかけて、ウィーンで開催されたFDIの第70回世界会議

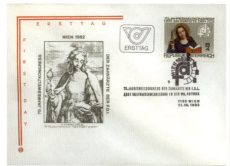
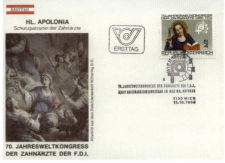

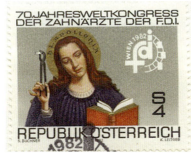

図❹ 聖アポロニアの記念切手も発行されている。聖アポロニアを歯科界だけではなく、一般社会の人々にも喧伝している

　記念切手の初日カバー（記念切手を貼り、発行当日の消印を捺した封筒）です。
　FDIはシンボルとしての記念のポスターカードに聖アポロニアを掲載しています（**図47**）。

　インターネットで「歯の神様」と検索すると、種々神社仏閣・石仏などが日本全国各地に約300ヵ所ほどヒットします。その代表的な存在である白山神社は、歯周疾患の口臭から「はくさ」が訛って「はくさん」となり、信仰の対象となったともいわれています。「DHstyle」2016年10月号「みんなの食育レシピ＋」のコーナー内にある「歯の聖人をよむ」というコラムのなかで、東京都文京区にある常光山源覚寺では塩地蔵が奉られており、江戸時代から地蔵尊に塩を塗り込めば歯の痛みがとれるという風習が残っていると紹介しました。現在は歯痛だけで

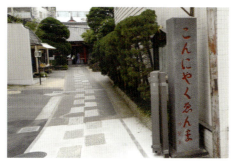

図㊽a 常光山源覚寺（東京都文京区）

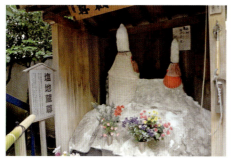

図㊽b 2体のお地蔵様の周りは、塩の山になっている

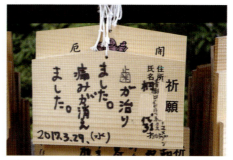

図㊽c 現在もこの信仰は続いている

はなく、身体健全のお地蔵様として信仰されいてます（**図48a～c**）。

　源覚寺は、1624年にもともとあった塩地蔵の場所に開山しました。この寺のご神体は閻魔様です。宝暦（1751～1764年）のころ、眼病を患う老婆が好物のこんにゃくを食べるのを断って閻魔様に一心に祈祷したところ、視力が回復したそうです。それから、源覚寺は「こんにゃくえんま」と呼ばれるようになりました。

　YouTubeで「床矯正」と検索すると、ブロードキャスターで源覚寺が紹介された動画を視聴できます。

　歯科医療に携わる者として、歯に関する風習を調べるのも楽しいものです。

▶▶▶ chapter 2

歯を患う者の守護聖人
聖アポロニアを訪ねて

(アンリ・ニュクス著『聖アポロニア』改題)

1．はじめに

歯学の専門誌[1]が聖人伝研究を載せるのはおかしなことかもしれない。しかし筆者には、歯を患う者、さらには歯を治す者の守護聖人とみなされている人物の物語を紹介するのは意義あることと思われた。

本研究は史上初の試みというわけではない。最近のものだけでもイギリスやアルゼンチンやスウェーデンでさまざまな考察が加えられている。フランスでも第二次大戦後の状況はよく似ている。フランス歯科医師会会報第1号[2]の表紙には聖アポロニアを描いた公印が採用された。そこにはラテン語で「歯を苛まれしアポロニア、歯を患う者らを救わん」とある[3]。

ところが、同業者の多くはこの図柄の意味を解さなかった。ある号に公印の説明が掲載されたが、そこに描かれた人物を知る助けになるようなものではなかった。聖アポロニアの伝記と崇敬については、誰でもほんの少し調べてみるだけで、それが人々の暮らしと社会の移り変わりにおいて、とりわけ中世から今日にかけて重要であり続けたことに気づいて驚くに違いない。

このたび聖アポロニアを伝承、祈り、美術の各側面から紹介するにあたり、曲がりなりにも調査をまとめることができたのは、フランス内外の通信協力者諸氏の理解と親切によるところが大きい。

冒頭に記して感謝したい。

1：本稿の初出はRevue d'Odontologie, de Stomatologie et Maxillo faciale. T. 3. Paris : L'Expansion Scientifique Française, 1947. p. 113-156.（『歯科、口腔、上顎顔面研究』第3号 パリ レスクパンシオン・シアンティフィック・フランセーズ書店 1947年 113〜156頁）

2：Bulletin du Conseil National des Chirurgiens-Dentistes. Ordre National des Chirurgiens-Dentistes. Paris : R. Lépine, 1945.（『フランス歯科医師会会報』フランス歯科医師会 パリ R・レピーヌ書店 1945年）

3：Dentibus cruciata dentibus cruciatis medeatur Appollonia. 公印は Bulletin de la Section Dentaire du Conseil National de l'Ordre des Médecins. Ordre National des Chirurgiens-Dentistes. Paris : R. Lépine, 1943.（『フランス医師会歯学部門会報』フランス歯科医師会 パリ R・レピーヌ書店 1943年）で初めて採用された。1946年以後、会報から消失した

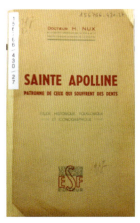

◀ 原著表紙

2．聖アポロニアの物語

　聖アポロニアの物語はアレクサンドリアの司教聖ディオニュシオスがアンティオキアの司教ファビアヌスに宛てた1通の手紙が今日に伝える（カイサリアのエウセビオス著『教会史』第6巻41〜42章[4]）。この文書は殉教者の同胞でとりわけ同時代人によることから、きわめて貴重かつ信用に足るものとされている。

　アポロニアはエジプトはアレクサンドリアに住む高官の娘であった。年配（ラテン語「プレスビテラ」から「女執事」とする話者もいる）の婦人で、その揺るがぬ美徳により人々から尊敬されていた。父は異教徒であった。母はキリスト者ではなかったが、その教えに惹かれ、のちに改宗した。

　デキウス帝の249年、アレクサンドリアの町に暴動が起こった。詩人とも呪術師ともいわれるキリスト教の不倶戴天の敵たるひとりの男がその張本人であった。男は迷信や偶像に惑わされやすい群衆を瞬く間に煽り立て、暴虐の極みにまで追いやった。キリスト者の家は襲われ、壊されたり焼かれたりした。キリスト者の住人の多くは郊外へ逃げた。脅しに屈して信仰を捨てた者もいた（聖ディオニュシオスは「ひとりだけ」と記す）。少数ながらあえて危難に立ち向かう者もいて、アポロニアはそのひとりであった。異教徒らはアポロニアを捕らえ、顔を殴り、石で歯を打ち砕き、町の外に引き摺り出した。そこには燃えさかる火刑台が用意されていた。キリストを罵るか、さもなくば焼き殺すと言い渡されたアポロニアは考えるしばしの時を求めた。そして、それが与えられるや猛火に飛び込み、見ていた者たちを慄然たらしめた。死刑執行人たちもまた、殺される先から進んで死を選んだこの婦人を前に茫然自失の態であった（『ローマ殉教録』2月9日[5]：図1）。

　その後、キリスト者たちは燃え残った亡骸のかけらを拾い集め、聖遺物として方々の教会へ送った。

　歯を患う者が聖アポロニアの加護を求めるのは、この殉教の状況、とりわけ歯を害したことによる。著述家のなかには、歯を抜かれたアポロニアがこう祈ったと言う。

4：EUSÈBE DE CÉSARÉE. Eusebii Pamphili, Caesariensis episcopi, Opera omnia, nunc primum in unum collecta, T. 2. Collection : MIGNE Jacques-Paul. Series Græca, Patrologiæ Græcæ, latine tantum editæ, T. XIII. Patrologiæ cursus completus. Petit-Montrouge : Excudebat Migne, 1857, p. 241.（「カイサリアのエウセビオス 第2巻」ミーニュ ジャック・ポール『教父全集』ギリシャ教父第13巻 プティ・モンルージュ ミーニュ 241頁）

5：Le Martyrologe romain. Lyon : Jean Gregoire & P. Valfray, 1676, p. 43.（『ローマ殉教録』リヨン ジャン・グレゴワールおよびヴァルフレー 1676年 43頁）

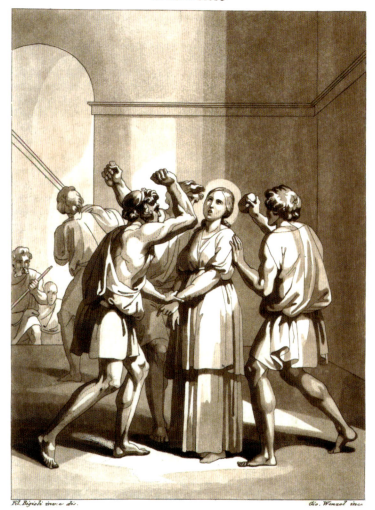

図❶　石で打たれる聖アポロニア。〔GENTILUCCI Romualdo et al. Il Perfetto Leggendario ovvero Vite de Santi. V. II. Roma : Tipografia della Minerva, 1841.（ジェンティルッチ ロムアルド その他『日々の聖人伝』第2巻 ローマ ミネルヴァ印刷所 1841年）〕

「この苦しみの日を敬虔に祭り、痛みを憶えて祈念する者は、歯も頭もけっして患うことがないように」

すると、天使がまばゆい光の中に現れて答えた。

「わが姉アポロニアよ、御身の願いは聞き入れられた」[6]

これを裏付ける史料はみつからない。厳密に史実といえる要素は、アレクサンドリアのディオニュシオスの書簡に限られている。

聖アポロニアの名は14世紀末になってから知られ始めた。同業組合が、はたまた恵み深き神になにがしかの願いごとをしなければならないあらゆる人々が、次々と守護聖人をみつけてきたのはこの時代であった。祈りが、およそ思いつく限りの異名で呼ばれた聖母やひとにぎりの諸聖人だけに向けられたあの中世の熱狂は、すでに過ぎ去っていた。巡礼や十字軍の兵士たちは、道中や夜の円居(まどい)で耳にした忘れられない奇蹟の物語をいくつももち帰っていた。

中世の知的休眠は、のちにペトラルカの後押しで揺すり起こされた。ルネサンスが花開き、学問は一時まどろんでいたものの、修道院の写本の中に大切にしまわれていた自らの姿を取り戻した。再び見出された知識は、インキュナブラ[7]や始まったばかりの印刷術によって広められた。聖人の物語もこの流れに乗り遅れなかった。手を加えられ、祈りと一緒になってあらゆる社会階層に浸透し、行商の登場とともにひとつの立派な商品となった。いくつもの教会を訪ね、ありがたい聖遺物を拝んできた巡礼たちの話は、行商が数リヤール[8]で売り歩く紙切れにとって代わられた。そこには一連の祈りと、粗野な色付けの挿絵がしてあった。こうして、誰でも生業や持病の守護者をみつけることができた。結局のところ、霊場の代わりに町を回って巡礼の役を引き継いだのは行商であった。

しかしながら、聖アポロニア崇敬には特定の郷土色が認められる。本稿の用意にあたり、フランスのすべての（「司教区」としたかったが、準備期間の関係で）大司教区に問い合わせた調査によれば、聖アポロニアに頻りに祈る地方がある一方で、そのような聖女がいることすら知られていない地域もあった。

霊場の数から判断すると、聖アポロニア崇敬の中心はフランドル地方にある。ベルギーはブルッヘ司教区の文書館員であるミシェル・イングリッシュ神父はいくつかの資料（残念ながら特定できなかった）にもとづいて、この崇敬は北方由

6：DU BROC DE SEGANGE Louis. Les Saints patrons des corporations et protecteurs spécialement invoqués dans les maladies et dans les circonstances critiques de la vie. T. I. Paris : Bloud et Barral, 1887, p. 125.（デュ・ブロック・ド・スガンジュ ルイ『同業組合の守護聖人および病気や人生の危機に際して加護を祈る守護聖人』第1巻 パリ ブル・エ・バラル書店 1887年 125頁）および BENOIST Félix (illustrateur); BORDEAUX Raymond et al. La Normandie Illustrée, Monuments, sites et costumes... Nantes : Charpentier Père, Fils et Cie, 1852-55.（ブノワスト フェリクス［挿絵］ボルドー レイモン［本文］ほか『挿絵入りノルマンディー地方 名所、旧跡、衣装など』シャルパンティエ 父子書店 1852～1855年）

7：金属活字による15世紀の印刷物。

8：リヤール銅貨。15～19世紀のフランスの通貨。

来と考える。

　ロンドンのリンゼー女史は、英国の聖アポロニア崇敬は1328年、フィリッパ・オブ・エノーがエドワード３世との結婚を機に英国にもち込んだもので、コヴェントリーの聖母ギルド会館を飾るタペストリーはその証拠と述べる。これについては後で触れる。

　別の流れとして、ドイツでは聖アポロニア崇敬がアウクスブルク、マインツをへてケルン、さらにはラッツェブルクにまで及んでいる。

　フランスにおける聖アポロニアの痕跡は、北部を除くとトゥールーズ地方を唯一の例外としてほとんど見当たらない。同地方ではアポロニーと呼ばれる。

　イタリアでは、霊場というより図像作品がほとんどとはいえ、聖アポロニアはよく知られている。ローマ、ヴェネチア、ミラノには独自の祈りもある。

　この伝播はどう理解すべきか。

　聖女はエジプトで殉教し、その物語がローマに達した。当時のローマは今日よりはるかに宗教的な町だった。物見遊山はまだなかった。永遠の都を訪れたのは王侯貴族か高位聖職者、あるいは自ら進んでか贖罪を果たすために故郷を発った巡礼に限られた。用事がすむともう復路である。テンプル騎士団や援助修道会に守られて、あるいは運を天に任せて、ほとんどの場合往路と同じ道を辿った。ローマ詣でをすませた者たちはライン渓谷を通り、ドイツ人を道に残してフランドル地方に戻った。ラングドック地方やガスコーニュ地方の者たちは、ボーケールやナルボンヌを通って故郷へ帰った。

　中世からフランス革命までの時代における宗教の重要性は、医学の分野でとりわけよく知られている。1215年の第４ラテラノ公会議の決定は1429年のトルトーサ公会議とパリ公会議をへて1566年のピウス５世による勅書となり、医業を営む者が病に罹ってから告解をすませていない患者を３度以上往診することを固く禁じた。

　ブエノスアイレスのフィオリーニ氏は、聖人に癒しの力を求める信仰は教会の強大な権威と当時固有の迷妄が生んだものと述べている。病気を治したければ、その症状を引き受ける特定の聖人に祈り、聖なる専門医が待つ泉や聖堂といった霊験あらたかな場所を訪ねればよいということになった。もっとも、フィオリー

ニ氏はこの信仰とそれに由来する慣習に敬意を忘れていない[9]。

　これらの慣習と信仰は地方によっては何世紀も変わりなく続いているが、忘れられたところもある。地方の衣装や祝祭（中にはキリスト教以前にまで遡るものもある）や古い習わしが姿を消しつつあるのに似ている。

9：FIORINI José-Maria. Santa Apolonia; su leyenda. Revista Odontologica de Buenos-Aires, Agosto 1940, vol. XXVIII, n° 8, p. 447-454.（フィオリーニ　ホセ＝マリア「聖アポロニア」『ブエノスアイレス歯学会報』1940年8月　第28巻の8　447～454頁）

3．聖アポロニアの聖遺物

　聖アポロニアは拷問の末に焼け死んだ。アレクサンドリアのキリスト者たちは遺骸の残りをすべて集めた。それは石で歯を砕かれ、傷つけられた遺体であった。ところで今日崇敬を集めている聖遺物のほとんどは小臼歯や大臼歯、あるいは頭蓋骨や下顎骨の破片である。このことから、死刑執行人は顎部だけを傷つけたと考えられる。歯は当時の初歩的な器具では砕けない。歯が身体のほかのどの部分よりも破壊器具に抗することは法医学的にも知られている。

　聖アポロニアの遺骨は、キリスト教世界をなすほとんどの国でみつかる。特別扱いされているものもある。大聖堂であれ田舎の教会であれ、聖女への崇敬は今日もなお続いている。もっとも、歯を患う人々の悲嘆を聞くのが、単なる立像にすぎないことも珍しくない。

　ローマは、サンタ・マリア・イン・トラステヴェレ教会に頭蓋骨、サン・ロレンツォ・フォーリ・レ・ムーラ教会に腕、サン・ビアジオ・イン・カンピテッリ教会に下顎骨の一部、サンタ・マリア・デッラ・コンチェツィオーネ・イン・カンポ・マルツィオ教会、サンタ・チェチリア・イン・トラステヴェレ教会、サン・マリア・イン・アラチェリ教会、サンタ・マリア・イン・トラスポンティナ教会に歯が安置されている。

　サン・ロッコ教会とサンタ・チェチリア教会には鋏(やっとこ)がある。しかし、拷問に使われたものかどうかは疑わしい。

　トスカーナ地方は、ヴォルテッラのサンタ・マリア・アッスンタ大聖堂に下顎骨の破片と歯が展示されている。ナポリやトルトーナでも同様。このピエモンテ地方のトルトーナについては少々述べておく。実際のところ、ピアチェンツァの古い聖務日課書によれば、アポロニアの遺骸はアレクサンドリアからトルトーナの大聖堂に運ばれ、埋葬されたことになっている。遺骸はそこでまばゆく輝いた。1580年に遡るトルトーナの古い年代記には、聖女の柩が崇められていたと記されている。現在は下顎骨と歯しか見学できない。

　ボローニャにも下顎骨がある。

10：BOLLANDUS Joannes, Acta Sanctorum. Februarii, t. II. Antverpiæ : 1658. (ボランジャン『アクタ・サンクトルム 聖人伝』2月 第2巻 アントワープ 1658年) および BONUCCI Antonio Maria. Istoria di S. Apollonia vergine e martire Alessandrina, auuocata contro i dolori de' denti. Roma : nella Stamperia di Giorgio Placo, 1712. (ボヌッチ アントニオ・マリア『聖アポロニア伝』ローマ ジョルジオ・プラーコ書店 1712年) および BRUCK Walther. Das Martyrium der heiligen Apollonia und seine Darstellung in der bildenden Kunst. Berlin : Meusser, 1915. (Kulturgeschichte der Zahnheilkunde in Einzeldarstellungen ; 2) (ブルック ワルター『聖アポロニアの殉教』ベルリン ムッサー書店 1915年〔『図像に見る歯学の文化史』第2巻〕) 現在は所在がわからなくなっているものも多い。

ケルンは聖フランチェスコ会第3会修道院の第9聖遺物入れに歯4本、聖マクシミヌス修道院に歯3本とその他の遺骨、シトー会庭園に肩甲骨、肋骨、歯がそれぞれ1つずつ、カルメル会修道院に不明ながら数点、カルトゥジオ会修道院に顎、聖マウリティウス教会に歯1本、聖アルバン教会に下顎骨が保存されている。

　エッセンにも詳細不明だがいくつかの遺骨がある。

　リスボンは聖ロック教会に聖女のさまざまな部分の遺骨がある。

　カナダはケベックに頭蓋骨と歯の一部が保存されている。

　フランスはトゥールーズの聖セルナン寺にある骨のかけら、ジェール県サマタンの歯1本、タルン県ベルナックの歯1本と骨のかけらが巡礼を集めている。

　カンブレーはアウグスチノ修道参事会に骨の一部と下顎の比較的大きなかけらがある。カンブレー司教区のルヴァルには1847年に本物と公証された聖遺物がある。ノール県ではクロシュトに詳細不明の遺骨がある。フロメルにはかつて歯1本、現在は何かわからない骨のかけらがある。ドゥエに遺骨があるかどうかは確認できなかった。パ・ド・カレー県のラダンゲムには左下顎枝と思われる破片がある。

　ベルギーはアントワープに顎の一部、ブリュッセルに腕を模した聖遺物箱に入った骨のかけらがあるとアクタ・サンクトルム(『聖人伝集』)に記されている。

　ブルッヘの聖ヨハネ施療院、ヘレンタルスの聖ウォードリュ教会、ルーヴェンのベギン会院、ロンベークの聖遺物入れの中身はわからなかった。

　メヘレンはフランシスコ会修道院とイエズス会修道院にそれぞれ歯のかけら1つがある[10]。

　このリストは完全なものではさらさらない。リール美術館所蔵の遺骨(図2)も加えるべきだったかもしれないが、そうはしなかった。以下はその理由である。

　現在、リール美術館にある聖遺物箱については、聖アポロニアの頭蓋骨を納めたものとする意見が、とりわけ国外の研究者(リンゼー女史、フィオリーニ氏)に多くみられる[11]。現館長のモーロワ氏より前任のエミール・テオドール氏による論考[12]の写しを受け取った。

　「頭蓋骨を納めるための聖遺物箱。銅、金泥。北フランス。14世紀。高さ172mm、長さ190mm、幅170mm。もとオシー・レ・ラ・バセ教会蔵、のちリール市ゴドレ氏蔵。

11：LINDSAY Lilian. The Sun, the Toothdrawer and the Saint. Proceedings of The Royal Society of Medicine, 1933, vol. 26(10), p. 1377-1388.(リンゼー リリアン「太陽と抜歯屋と聖女」『英国王立医学協会講演集』1933年第26巻の10 1377～1388頁)およびFIORINI前掲書。

12：THÉODORE Émile. Le reliquaire du Chef de Sainte Bone. 1921. Bulletin de la Commission départementale des Monuments historiques du Pas-de-Calais. T. IV. Calais : Imprimerie des Orpherins, 1925, p. 377.(テオドール エミール「聖ボナ頭蓋骨の聖遺物箱」1921年『パ・ド・カレー県文化財委員会会報』カレー オルフラン印刷所 1925年 377頁)

chapter 2　歯を患う者の守護聖人　聖アポロニアを訪ねて

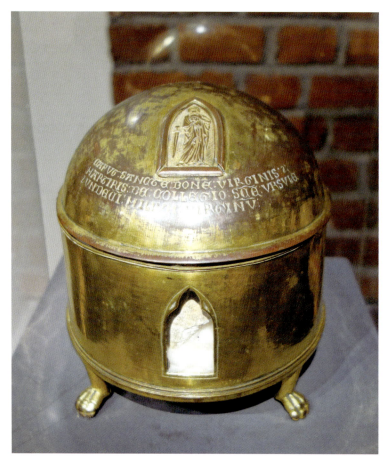

図❷　リール美術館の聖遺物箱　©Velvet

この『カプサ』あるいは楕円形をした聖遺物箱は、鉤爪のある四脚が支えている。側面には尖塔三弁アーチ形の小さな窓が4つ。それぞれに水晶の厚い板が入っており、中の遺骨が見える。

　蓋の膨らみは頭蓋冠のカーブと調和する。蓋の前面に小さな銅の浅浮き彫りがつく。これは尖塔アーチをなす枠の中にはっきりとした輪郭線の絵を刻んだもので、金泥が塗られている。

　枠内には襞がいくつもある寛衣を着た聖女が立ち、両手で自身の頭部を抱えている。斬られた頸の部分に光輪がある。1本の剣が聖女からみて右側の空間に縦に配置されている。浅浮き彫りの下に銘文が3行並ぶ。

　この聖遺物箱には大変よく保存された頭蓋骨が納められている。証書や封印はないものの、頭蓋骨が箱の底の錆に残した痕から見て、この聖遺物箱はこの頭蓋骨のために作られたものと思われる」

　『パ・ド・カレー県歴史・考古学事典』[13]には、「オシー・レ・ラ・バセの教会は聖アポロニアの聖遺物があることで知られていた。巡礼は、一時は奉納の蠟燭に火をつけるための男がわざわざ雇われていたほど集まったが、フランス革命とともに廃れた」と記されている。

　この記述は納得できない。

　まず聖アポロニアの名が銘文に見当たらない。また、聖女は斬首されていない。

　南仏考古学協会の畏友であるコラズ神父が、『ローマ殉教録』の4月24日の頁に聖ボナの名があるが、それだけだと教えてくれた。これでは不足だったので、聖人の名簿を管理している事務所、すなわちボランディスト協会[14]に問い合わせて次の情報を得た。

　「2人の聖処女ボナとドダは七世紀ランスの修道女であり、後者は修道院長である前者の姪であった。ボナは殉教せず、ランスのサン・ピエール修道院に埋葬された」

　ランスで得られた情報はなかった。

　そこでコラズ神父にできるかぎりの報告をしたところ、以下の回答を得た。

　「刻文は遺骨が聖ウルスラをはじめとするケルンの伝説的な1万1千人処女殉教者の一人と記している。12世紀にケルンで市壁の拡張工事があり、それまで

13：Commission départementale des Monuments historiques. Dictionnaire historique et archéologique du Département du Pas-de-Calais. Arrondissement de Béthune. T. I. Arras : 1875, p. 243.（パ・ド・カレー県文化財委員会『パ・ド・カレー県歴史・考古学事典』ベチューヌ郡 第1巻 アラス 1875年 243頁）

14：主としてイエズス会士によるベルギーの学会。17世紀にイエズス会士ジャン・ボランが創設。キリスト教聖人の伝記、崇敬を研究。1643年以後『アクタ・サンクトルム』（聖人伝集）を刊行。

1万1千人の処女が殉教したといわれていた場所からガロ＝ロマン時代の墓地が出てきた。このときから、西欧世界に偽の聖遺物が蔓延した。名無しのままでは聖人崇敬に都合が悪い。そこで人々は、出土した骨におそらくはよかれと思ってさまざまな持ち主の名をつけて方々へ送った。名前は墓碑銘や殉教録から探してきたり、勝手にこしらえた。1万1千人の中にはアポロニアも3人はいたが、実在した痕跡はない」

以上から、リール美術館にあるこの頭蓋骨は聖アポロニアのものとされるべきではない[15]。

世の中には、実際よりもはるかに多い数の聖アポロニアの歯がある。聖アポロニアは普通の歯並びをしていたはずで、本数は32本でなければならない。相当の年齢で殉教したため、何本かはすでになかったかもしれない。当時はカルテも存在しない。

歯を患う者たちの守護聖人の遺骨の調査は、この婦人にかなり特別に揃った顎を求めることになる。ここではマルセル・ヴィレール氏が、『初期キリスト教の信仰』[16]で述べているところを記しておく。

「2世紀以後、人々の崇敬は聖人の信仰心よりも受難へ向けられた。4世紀には、有名な修道士の遺骨を奪い合った。聖人の墓は、町の護符であるかのようだった。聖遺物をほしがる者があまりにもいたので、これを作れば儲かると考えた者も現れた。アウグスチヌスは暇な修道士のしわざだと言っている。この商売はずいぶん金になった。大グレゴリウスは、ギリシャの修道士らが夜中に聖パウロ教会のそばで盗掘を働いているのを取り押さえられたとコンスタンチナ皇后に書き送っている。掘り起こした遺骨は、聖遺物として母国に持ち帰るつもりであったらしい。テオドシウスは386年に聖遺物の移動、分割、取引を禁じた」

聖遺物を有して聖人の加護の下におかれた都市は、巡礼から益を得た。聖遺物は知らず知らずの間に、実際以上に重要なものと思われるようになった。

現代の正確さをもって聖遺物の目録を作成すれば、世界中に散らされた聖人らの遺骨は信用するに足る数まで激減するに違いない。しかし、その作業たるや壮大なものがある。

15：現在はリール市立美術館パレ・デ・ボザールで「聖ボナの聖遺物箱」として展示されている。

16：VILLER Marcel. La spiritualité des premiers siècles chrétiens. Paris : Bloud & Gay, 1930.（ヴィレール マルセル『初期キリスト教の信仰』パリ ブル・エ・ゲ書店 1930年）

4．聖アポロニアの祈り

イギリス

　イギリスの聖アポロニアの物語は、英国歯科医師会の名誉司書であるリリアン・リンゼー女史が見事に分析している。女史は論文『太陽と抜歯屋と聖女』[17]を送ってくださった。ここでは、聖アポロニア崇敬に直接関係のある部分だけを紹介する。女史20年の研究成果である、独自かつ示唆に富む同文については、ご本人と英国王立医学会の許諾も得たので後述したい。

　リンゼー女史は、太陽とアポロンと聖アポロニアと歯の結びつき、すなわちギリシャ神話とキリスト教との連関を指摘する。

　聖アポロニアは14世紀末に人々の間に現れ、広く知られた。抜歯屋が増えていたので、むし歯は蔓延していたらしい。

　聖アポロニアの祭日は、アポロンの誕生日（神話によれば2月7日）より2日遅いだけの2月9日に定められた。アポロンの誕生祭はアポロニアと呼ばれた。

　初期キリスト教会の高僧らは、賢明にも古代の祭日を数日ずらしただけでキリスト教のそれにした。この14世紀末から15世紀初頭にかけて、宗教的熱狂と神秘主義はピークに達していた。教会はトゥールの勅令やらその後の禁令やらで、それまで病人相手に商売できなかったが、ここにきて古代多神教の復活という妙案を思いつき、さまざまな病気を癒す、ありとあらゆる聖人の祭壇を建てて奢侈を求めた。

　古代エジプトには、それぞれの病気や身体の各部分に専任の神がいた。プリニウスは、ローマではそれぞれの病気は別々の神が受けもっていたと伝えている。中世においては、十二宮が身体の各部分を司っていた。18世紀初頭にトリノを訪れたカイスラーも、「身体のそれぞれの部分にはめいめい担当の聖人がいた」と述べている。

　これら数々の癒し人に、最初に疑いの目を向けたのは宗教改革者たちであった。トマス・モアは『異端についての対話』のなかで、ルターが寄こした使者と目が

17：LINDSAY 前掲書。

な一日巡礼と聖人崇敬について語る。「抜歯屋になってむし歯の相談しかされない聖アポロニア」、［ウェルカム図書館所蔵の作品に歯を抜く聖アポロニアと歯痛で喜捨を求める物乞いが描かれている（図3）］という使者に、賢く機知に富んだモアは、「あなたも歯が痛くなれば、聖アポロニアや神の加護を求めることがまんざら無意味でないと思い直すだろう」と返す。

続いて、聖アポロニアは偶像崇拝の元凶と罵られるようになる。

バーネットは『イングランド宗教改革史』[18]で、「反キリスト者は憐れみ深き神に代えて、アポロニアやらジュヌヴィエーヴやらいう手合いを立て、あれやこれやのことができたのは、みんなこの方々のおかげだと言う」と記す。

バーナビー・グージも『カトリックの王国、あるいは反キリスト者の治世』[19]第3巻で、「ここでお勤めをすれば、それぞれの上人様が守ってくださいます。歯が痛ければ、アポリン様、眼が痛ければオティリア様……」と十四救難聖人を数え上げる。

キースリーは、『英国史』[20]で修道院の解体と聖遺物の破壊について触れながら、「聖アポロニアの歯は、樽から溢れるほどある」と言う。聖アポロニアの崇敬は絶大で、ワルター・ブルックは石像、ブロンズ像、木像、ステンドグラス、タペストリーの図版を集めただけで1冊の本[21]を著した。ただし、同書にはかなり作例のみつかるイギリスへの言及はない。

筆者（リンゼー女史）の調査旅行では、ノーフォーク、サフォーク、グロスター、デヴォン、ドーセットの各州とイートン校礼拝堂壁面、コヴェントリー聖母ギルド会館に聖アポロニアがみつかった。多くは内陣仕切りにあり、例外としてノーフォークはドッキング教会の石の洗礼盤彫刻、グロスターシアはフェアフォード教会のステンドグラス、イートン校礼拝堂のフレスコ画、コヴェントリー聖母ギルド会館のタペストリーがある（この点については、図像の章で後述する）。

ガーンジー島に眼を向ければあの聖パウロ礼拝堂がある。嚙めば歯痛が治まるという蔦が壁を這っている。サー・エドガー・マカロックは『ガーンジー島の民俗』[22]でこの聖堂が聖アポロニアとも呼ばれたラ・ペレルの聖母に奉じられていたと記す。アポロニア（アポリン）がパウロ（ポール）になってしまったことは、想像にかたくない。蔦はエジプトの言葉でオシリスの葉と呼ばれるが、ディオド

18 : BURNET Gilbert. The History of the Reformation of the Church of England. London : 1679-81-1715.（バーネット ギルバート『イングランド宗教改革史』ロンドン 1679、81、1715年）

19 : KIRCHMEYER Thomas. The Popish Kingdome, or reigne of Antichrist, written in Latine verse by Thomas Naogeorgus, and englyshed by Barnabe Googe. London : Henrie Denham, 1570.（キルヒマイヤーまたはナオゲオルグス トマス『カトリックの王国、あるいは反キリスト者の治世』トマス・ナオゲオルグス作ラテン詩 バーナビー・グージによる英訳 ロンドン ヘンリー・デンハム書店 1570年）

20 : KEIGHTLEY Thomas. The History of England. London : Whittaker and Co., 1839, p. 379.（キースリー トマス『英国史』ロンドン ホイッテーカー書店 1839年 379頁）

21 : BRUCK 前掲書。

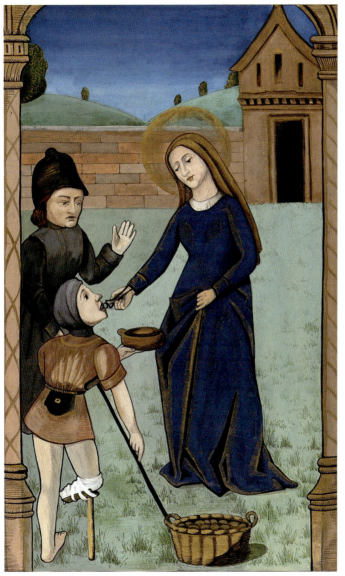

図❸　物乞いの歯を抜く聖アポロニア（グアッシュ 20世紀）
©Wellcome Library, London

22：MACCULLOCH Edgar. Guernsey Folk Lore. London：Elliot Stock, 1903, p. 180.（マカロック エドガー『ガーンジー島の民俗』ロンドン エリオット・ストック書店 1903年 180頁）

chapter 2　歯を患う者の守護聖人　聖アポロニアを訪ねて

ロス・シクロスは兄弟オシリスとアポロが旅に出てオシリスが蔦をみつける話を伝えている。ギリシャ神話でアポロは芍薬を使ってプルトの傷を癒した。その赤い種は、バイエルンで「アポロニアの種」と呼ばれている。

ドイツ

ドイツには、少なくとも西部には聖アポロニア崇敬が存在した。ケルンの聖遺物はその中心をなしていた。人々は歯ばかりではなく、頭が痛いときにも聖アポロニアに祈った。フランス国立図書館に原書があり、閲覧もできるドイツ語の小品『小さき果樹園』（アウクスブルク、1720年）には、後述する15世紀の祈りに酷似した一節がみつかる。

ケルンの古い聖務日課書には、「聖アポロニアの聖日を勉めて祭る者みな歯と頭の痛みより解かれ、流刑（？）の苦しみののち永遠の喜びに導かれんことを」とある。

ボランディストに引用された1495年と1507年のマインツの聖務日課書では、聖アポロニアの偉効が拡大している。「強くとこしえなる主よ、選ばれし者らが長患いを耐え抜くべく、絶えず力の霊を与えたまえ。また、われら主の栄光を求めて歯を抜かれ斃（たお）れし聖アポロニアを覚えて祭る者らより、聖女の徳ととりなしの祈りのゆえに、身体と歯と魂の苦しみを退けたまえ」[23]

1506年のラッツェブルクの聖務日課書には、聖女のとりなしで歯痛に加えて身体と魂に起こり得るあらゆる病からの癒しを求める祈りがみつかる[24]。

バイエルン地方では、聖アポロニアはよく知られ、「バイエルンのアポロニア」と呼ばれる地元の聖人である。北部では芍薬の種が「アポロニアの種」とよばれ、健全な萌出を願って数珠つなぎにしたものを子どもに噛ませる。

歯痛を抑える目的で使われる植物は、いずれも「アポロニア根」という名である。

オーストリア

神聖ローマ皇帝フェルディナント3世（1608〜1657年）は、息子の歯が生えるとウイーンに聖アポロニア聖堂を建て、祈願成就の約束を果たした。

ボヘミアには聖アポロニアの名がついた村がある。

23：BOLLANDUS 前掲書。

24：DU BROC DE SEGANGE 前掲書。第1巻127頁。

スペイン

　リンゼー女史によれば、スペインには歯痛にもむし歯予防にも効くお守りがある。祈りを書いた紙を首から吊しておくもので、次のように読める。

　天国の門の傍らに立つアポロニア。通りがかった聖母が言う。
聖母：「アポロニア、どうしたの？　眠っているの？　人を待っているの？」
アポロニア：「はい、眠っても人を待ってもおりません。歯が痛くて死にそうなのです」
聖母：「明けの明星から日暮れまで、もう歯が痛まないように」

　日暮れ。これほど暗示的なものがあろうか。老いた乙女が火に飛び込んで焼け死ぬ日没の物語がすぐに思い浮かぶ。明星（ウェヌス）については、ノーフォーク州にその影響がみられる。同地方で歯痛は「恋の病」と呼ばれる[25]。
　この祈りはその後も忘れ去られていない。最近もマルスラン・アロント氏が『スペイン口腔学会報第2号』（マドリード、1946年2月）で述べている。
　「なんの変哲もない小道であまり知られていないが、マドリードのアトーチャ駅とプラド美術館の間に聖アポロニア通りがある。界隈には聖人や演劇人の名のついた通りがいくつもあり、いまでもちょっとした庭や鉄の十字架を冠した修道院がある。聖アポロニア通りは狭くて短く、聖マリア通りとかつて聖ヨハネ通りと呼ばれたモラティン通りを結ぶ。とある看板には、「聖アポロニアの窯で焼いた昔ながらのビスケット」とある。通りは16世紀に作られ、当時は壁面に聖女を描いた祭壇画があり、龕灯（がんとう）で照らされていたという。アポロニアが「ポロニア」と呼ばれるのは、名前が隠語のように短くなったからで、サンタ・アポロニア(Santa Apolonia)だとaがふたつ重なるので1つが消え、サンタ・ポロニア(Santa Polonia)になった。筆者がこの道を歩いていると、子どもたちの歌声が聞こえた。はからずも、胸に浮かんだのはあの祈りであった（ベルシェ教授談）。
　ジェルモン・ド・ラヴィーニュも、フェルナンド・デ・ロハスの戯曲『ラ・セレスティーナ』仏訳第4幕の訳註でこの祈りに触れている。
　ドン・ニコラ・アレクサンドルの『貧しき者たちの内科と外科』（パリ、1714年）の

25：LINDSAY 前掲書。

抄本に、『貧しき者たちの真の医師』(1848年)がある。そこにこの祈りの仏語版といえるものが紹介されている。ここではイエスが問いかけ、アポロニアが答える。

イエス：「アポロニアよ、何を悲しんでいるのだ」
アポロニア：「主よ、悲しんでいるのではございません。頭と歯が痛く、血が止まらないのです」
イエス：「あなたには信仰がある。痛みは消え、虫は死に、血は乾くように」

　諸国の文献を調べていてわかったことだが、これらの祈りは行商が広めた祈禱書にもともと載っていた。
　ところで、スペイン語の老教師が『ドン・キホーテ』のある一節（後篇、第7章）を思い出させてくれたので紹介したい。

　半死半生で帰ってきたドン・キホーテは、姪と家政婦の看病と滋養に富んだ食べ物のおかげで、ようやく正気に戻る。しかし、そこに学士のカラスコが現れて、ドン・キホーテにドン・キホーテの事績はすでに本となり、ポルトガルやバルセロナで誰もが読んでいると信じ込ませる。ドン・キホーテは本の後篇が準備中と知るや、またぞろ出立を決意する。家政婦は、主人がどうか出発を思い止まるよう説得してくれとカラスコに懇願する。
　「なら、心配することはありませんよ」と、学士が言った。「安心して家にお帰りなさい。そして、僕に何か温かい食物を用意しておいてくれませんか、すぐにお宅にうかがって、すべて見事に解決してあげますから。それと、もし知っていたら、帰り道に聖アポロニアの祈りを唱えながら行くといいね」
　「何ですって!」と、家政婦が応じた。「聖アポロニアのお祈りを唱えろですって？うちの旦那様の歯が痛くて困ってるっていうならそのお祈りもいいでしょうけど、あの人が患っているのは頭なんですよ」
　「僕は自分が何を言っているのか、ちゃんとわかっているんだよ、小母さん。さあ、お帰りなさい、僕と議論しようなどと思わずにね。ご存知のとおり、僕はサラマンカ大学出の学士（バチリエール）で喋りまくる（バチリエアール）こと

にかけては、学士にかなう者はいないんだから」と、カラスコが言い返した[26]。

この憐れな家政婦は、フランドル地方がそうであるように、聖アポロニアが頭痛も引き受けてくれることを知らなかった。

セルバンテスのこのくだりについて、リンゼー女史は次のように述べている。学士はアポロが頭部全体を治すことを教養として知っていた。また、「もし知っていたら」とか、「僕は自分が何を言っているのか、ちゃんとわかっているんだよ」とは、当時（1557年）ヴァリャドリードで出版されたフランシスコ・マルティネスの著作[27]を念頭においての発言である。スペイン語で書かれた初の歯科医学書である同書は、最終頁に聖アポロニアの絵と祈りを載せている（**図4**）[28]。

祈りの全文は15世紀（つまりマルティネス以前）の仏写本（フランス国立図書館、写本番号442、52頁）で確認できる[29]。

Virgo martyr egregia
Pro nobis Apollonia
Funde preces ad Dominum
Ne pro reatu criminum
Vexemur morbo dentium
Quos sævitas torquentium
A te traxit tam graviter
Sed diluas suaviter
気高きおとめ殉教者アポロニア
主の足もとに御身の祈りをふりまき
われらが罪ゆえに歯を患うことなきよう護りたまえ
惨き死刑執行人より歯を抜かれしアポロニア
痛みを穏やかに取りさりたまえ[30]

リンゼー女史は、1505年のセーラム典礼時禱書[31]を参照し、マルティネスの本には祈りの一部が欠けていると指摘する。以下、イタリック体の部分である。
Virgo xpi egregia pro nobis apolonia funde preces a dominum pro reatu

---

26：訳文は牛島信明訳セルバンテス著『ドン・キホーテ後篇（一）』（岩波文庫）による。

27：MARTÍINEZ DE CASTRILLO Francisco. Coloquio breve y compendióso sobre la materia de la dentadura y maravillosa obra de la boca. Valladolid : en casa de S. Martinez, 1557.（マルティネス・デ・カストリーリョ フランシスコ『歯についての小対話』ヴァリャドリード S・マルティネス 1557年）

28：LINDSAY 前掲書。

29：Français 442. Manuscrit sur Vélin. Bibliothèque nationale, 1401-1500.（写本番号442 犢皮紙写本 フランス国立図書館 15世紀）

30：DU BROC DE SEGANGE 前掲書。第1巻127頁。

31：Hore beate virginis marie ad usum Sarum. Paris : Antoine Vérard, 1503-05, p. 110.（『聖母マリア時禱書 セーラム典礼』パリ 1503〜1505年 110頁）

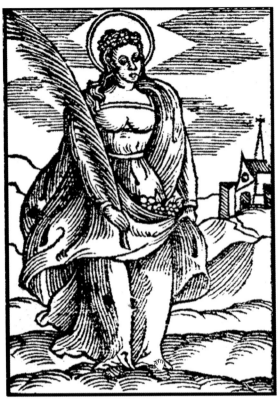

Virgo martir egregia
Pro nobis Apolonia
Funde preces ad Dominum
Ne pro reatu criminum
Vexemur morbo dentium

図❹ 聖アポロニア マルティネス著『歯についての小対話』巻末の挿絵と祈り

criminum ne morbo vexemur dentium *vel capitis torquentium*(および頭の痛み).

　人々は、歯痛のためにも他の病のためにも聖アポロニアに祈った。マルティネスがこの部分を見落としたのか消したのかは、それほど重要ではない。

イタリア

　1558年にヴェネチアのアゴスティーノ・ビンドーニ書店より刊行された『聖女伝集』は、聖アポロニアのとりなしで「悪徳の業火が鎮まり、歯痛がすっかり治る」よう祈る[32]。

　ミラノの司祭ジュゼッペ・リヴァの『フィロテアの手引き』(1875年、第22版)の祈りは、やや自制した調子である。

　「天使のようなそのお顔を飾った歯を何本も凶徒らに引き抜かれ苦しんだ聖アポロニア様。神の恵みにより、われらがそのような痛みに遭わぬよう、そうでなければしっかりと堪えることだけでもできるよう、お助けください」[33]

　ローマは聖アポロニアを祭った祭室のある教会が多い。なかでも聖アウグスチヌス教会は興味深く、15世紀にカンポ・マルツィオ内のローマ最古の神殿であるアポロ神殿跡に建てられた。「アポロンの子」を名乗ったアウグストゥス帝はこの神殿を建てたのち、さらに大きなものを別のところに造り、これを手放した。聖アウグスチヌス教会は毎年2月9日に、同日生まれで適齢に達した貧しい娘たちを迎えた。娘たちは11時のミサとそれに続く行列行進がすむと、聖アポロニア信心会から結婚持参金を受け取った。この伝統はのちに資金が尽きて消失した[34]。

スイス

　スイスにも聖アポロニアを祭った祭壇や聖堂がいくつかある。

　ジュネーブ司教聖フランシスコ・サレジオの証言は興味深い。1612年2月9日、司教は歯があまりにも痛んでミサの外出ができそうもなかった。聖母訪問会はこれを耳にした。修道院長シャンタルの聖フランシスカは聖アポロニアの聖遺物に一度当てた布を司教のもとに届け、修道院をあげて司教の快癒を祈った。聖フランシスコ・サレジオはこの布を頬に当て、同夜修道院長に送り返した。同日付の手紙にこう書いた。

32：DU BROC DE SEGANGE 前掲書。第1巻127頁。

33：DU BROC DE SEGANGE 前掲書。第1巻128頁。

34：LINDSAY 前掲書。

拝復　いただいた霊薬の効き目は覿面でした。あなたの信仰と希望と愛徳により、神は御業を現してくださいました。正直申し上げて、頬がひどく腫れ、歯の痛みも堪えがたく、ミサをあげることができるとは思っておりませんでした。しかし祈禱台に跪き、ご遺骨を頬に当て、「主よ、御心でしたら、わが姉らの望むとおりとなりますように」と祈りました。すると、もう痛みは消えていました。この間、聖女が唱えた祈りについて私もまた主に導かれて、さまざまな思いに至りました。あとは誰もが頬の腫れがひいたと言い、わたしも快適に感じました。
　主は諸聖人においてもなんと偉大なのでしょう。主は本日この痛みが私を襲い、われらが聖アポロニアをほめたたえ、諸聖人の通功を感じるよう望まれたのです[35]。

　物を失くしたら聖アントニウス、歯が痛ければ聖アポロニアと聖人に願ってばかりいる者らについて、聖フランシスコ・サレジオは言う。
　それをお望みであることを主は教えている。主は聖アントニウスを介してもう何度となく奇蹟を行った。これほど明々白々なことはない[36]。
　とはいえ、聖アポロニアの聖遺物はかろうじて一件、ジュネーブ州コンス村が1477年の文献にみつかるだけである。現存するかどうかはわからない。

フランス

　フランスには聖アポロニアを祭った教会や聖堂がいくつもある。中心地も2ヵ所。1つはフランドル地方ノール県で大規模。これはベルギーに属するフランドル地方とともに後述する。もう1つはトゥールーズで前者よりは小規模。そのほかにもあちこちに霊場がある。
　シードル酒のせいでむし歯患者がかなりいるとおぼしいブルターニュ地方とノルマンディー地方で、聖女があまり知られていないのは意外である。
　セーヌ・アンフェリウール県（現セーヌ・マリティム県）は、ソシェー・ル・オーに聖アポロニアの像がある。聖遺物はない。ここではリボンを像に当てて子どもに当てる。土地の古老たちが目にしたかつての群衆は今では教区外からくる数人に減じた。
　アンドル・エ・ロワール県はボン・ド・リュアンに聖アポロニアの祠がある。

35：DE SALES François. Œuvres de Saint François de Sales, édition complète, T. XV. Annecy : Monastère de la Visitation, 1908.（『聖フランシスコ・サレジオ全集』第15巻 アヌシー 聖母訪問会 1908年）

36：HAMON André Jean Marie. Vie de Saint François de Sales, T. II. Paris : Jacques Lecoffre, 1856, p. 370.（アモン アンドレ・ジャン・マリー『聖フランシスコ・サレジオ伝』第2巻 400頁 パリ ジャック・ルコフル書店 1875年 370頁）

景色の美しい村の入口に立っており、巡礼ならまず見落とすことはない。村に特段の信仰や祭はないものの、歯が生え始めた子どもの親に頼まれて司祭が福音書を読んだり祈りを唱えたりしている。

シャンベリーにはレマン教会やボニヴァール病院、付近のサン・ベロン、セイセルに聖アポロニアを祭った祭室がいくつもあった。いまではすべて消失している。シャンゼー（不明）は聖女の加護のもとにおかれた現存する唯一の教区である。特別な行事はなく、2月9日に小規模な祭がある。

15世紀に作られた同地方のミサ典書には、聖女の祭日の祈禱文に「聖アポロニアの功徳により歯の痛みを遠ざけたまえ」とある。

シャンベリーにはフランス革命までたいへん小さな祠があった。いまは壊されてなくなってしまっているが、町で最も短い通りに聖女の名を遺している。

アルプ・マリティム県ラ・ゴードでは、同地方の歯科医らが聖アポロニアの祭日を祝う。聖女に捧げられた村の聖堂（跡）は16世紀にはすでに存在していた。この伝統がいまも続いているかどうかはわからない[37]。

トゥールーズ地方

トゥールーズ地方では、聖女をアポリーヌ（仏語）ではなくアポロニーと呼ぶことのほうが多い。同地はラテン語から派生したオック語の地方であり、聖女がラテン語でアポロニアと呼ばれることを思えば、ごく自然な名である。もっとも、ここで言語学を云々するつもりはない。

トゥールーズでは、名刹聖セルナン寺が聖女の遺骨を納めている。萌出に問題のある子どもたちが1日として欠かさず、次々に連れてこられ、聖遺物をあてがわれた。これは極めて小さな骨のかけらで、部位の特定は困難である。特段の巡礼はない。

17世紀の記録によれば、付近のオート・ガロンヌ県はヴィロドリックに聖アポロニアの胸像があった。像の中には、聖女の遺骨が入っていると代々伝えられていた。

別の方角には、ランタ付近に聖遺物ばかりではなく、サント・アポロニー（聖アポロニア）という名の村がみつかる。巡礼はなく、歯の痛みの癒しを求める信

37：2017年2月9日付『ニース・マタン』紙の記事によれば、現在も祝祭と行列行進が行われている。

仰があるばかりである。同村の教会は、フランス革命から1850年まで完全に廃墟となっていた。堂内はいばらがはびこっていた。建物が修復され、ミサが行われるようになったのはナポレオン3世の時代になってからだった。しかし、それまでの間もそばに暮らしていた篤信のクラレ一家が、聖遺物の前でランプを灯し続けていた。歯を患う子をもつ親たちは、その油に望みを託して子の歯茎に塗った。

　この崇敬はいまやロラゲ地方、ルヴェル地方、さらにはタルン県やオード県の県境付近から毎年200家族を集めるまでに成長した。年寄りの一部は、なぜかはわからぬものの、聖女をムールーニョと呼ぶ。頭痛の癒しを求める者もいる。8月15日に続く日曜に行われる荘厳な儀式には、癒されたかつての患者も参加する。

　ジェール県サマタンには聖アポロニアの歯があり、脚付きの環飾りの銀器に入っている（図5）。かなり大きな下顎左側の小臼歯でう蝕はなく、歯冠遠心側に溝が1本確認できる。歯の生えかけた子どもの歯茎にこれをこすりつけ、その後は聖体顕示台のようなこの容器に戻す。この聖遺物の由来は不明である。

　タルン県はアルビ近郊、カステルノー・ド・レヴィの隣にあるベルナックにも聖遺物入れがある。骨のかけらと歯が一緒に銀器に入っている。神父が聖女の連禱を唱え、霊験あらたかな歯を子どもの頬に当てる。この歯は、革命前に存在していたラ・グランジュ修道院の院長がローマから持ち帰ったものと伝えられる。実のところ、ラ・グランジュとはアヴェイロン県にあるボンヌコンブ修道院が農地を小作人に貸し付けて運営していた農園にすぎない。また、ボンヌコンブ修道院には、革命前の文献が遺っていない。ロデズにあるアヴェイロン県古文書館を調査した研究者は、聖アポロニアの聖遺物について何も述べていない。

　聖女の崇敬は、巡礼路によるものではなかったか。

　スペインはサンチャゴ・デ・コンポステラに向かう巡礼たちは、重要な札所であるトゥールーズを通りたがった。同所には巡礼のための施療院が2つ、1つは巡礼路上の橋のそば、もう1つは聖セルナン寺のそばにあった。聖セルナン寺の聖遺物は当時すでに数多くあったため、わざわざ巡拝する価値が十分にあった。

　ロラゲ地方の巡礼たちはソーヌ渓谷を通過しており、北から来た者たちはベルナックを通過していた。その他の者たちは、ジェール川丘陵地帯のローマ街道を辿った。そうして巡礼たちは、みな山場のスペインはロンスヴォーに入った。

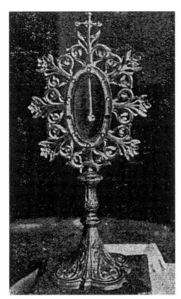
図❺　サマタンの聖遺物

フランスとベルギーのフランドル地方

　聖アポロニア崇敬が最も顕著に確認されるのは、フランスとベルギーにおよぶ両フランドル地方である。聖遺物の有無によらず、聖アポロニアに関係のある教区は膨大な数にのぼる。そのため、とくに関心を惹くものだけを取り上げる。

　筆者は最初、この地方で聖アポロニアがとりわけ人気を集めているのは、同地方に暮らす人々の歯の状態が悪いからであろうと思っていた。

　しかし、フランドル地方の同業者から得た情報、さらには先の大戦における筆者自身の体験によれば、この地域に特段虫歯が多いわけではなく、むしろアデノイドによる石灰化不全の方が目立った。

〈フランス〉
　チュール織の名産地コードリーには聖アポロニアの額画があり、歯を患う大人

や子どもがその前で祈る。

　オーモンに近いヌフ・メニルには聖アポロニア信心会がある。

　カンブレー司教区ルヴァルには、1847年に大司教レニエ猊下が公認した聖遺物がある。教会は第一次大戦で破壊され、第二次大戦でも1944年3月25日に連合軍の爆撃を受けたが、聖遺物は無傷であった。

　リール司教区は以下のとおり。

　エムの聖ヨセフ教会では聖霊降臨祭翌日の月曜日、子どもたちの萌出、歯と頭の痛みの癒しを祈って祭事がある。

　テルドゲム、ビュイッシュール、メルクゲム、ロベックでは2月の9日から17日にかけて9日間祈禱（ノベナ）を行う。

　クロシュトでは聖遺物が崇敬を集めているが、村人のそれに限られる。

　ユクセムには聖女の木像があるが、特段の信仰対象というわけではない。

　フロメルには数世紀前から聖アポロニアの遺骨があり、歯といわれている。今は骨のかけらとなっている。17世紀以来、2月9日に聖女と聖遺物をたたえる歌ミサが守られている。

　ダンケルクの洗者聖ヨハネ教会が失われたのは、残念この上ない。巡礼たちは聖アポロニアに蝋細工の入れ歯を奉納した。

　パ・ド・カレー県には、歯の痛みをおさえる祈りが伝わっている。とりわけブーローニュに近いイスクに、次のようなものがある。

　アポロニア上人さま
　歯が痛くて
　パンが食べられません
　（3回くりかえし）

　返答は部分的にしかわからない。
　じゃあ…を食べてみなさい

　ベルテン、ニエップ、リュブルック、アズブルック、スタープル、ステーンヴォ

ールド、エランゲム、ブルブール、スピケ、バンベック、ベルグ、オンツコートには、聖アポロニアの祭室または彫像がある。

　カッセルでは聖女は神経病にも効き目がある。

　以前取り上げたことのある[38]ラダンゲムでは、伝染病の撲滅のためにも聖女に祈る。

　沼地に囲まれたラダンゲムの村は、かつて現在より高い位置にあった。フランドル地方にいたカール5世は、高水を利用してサン・トメール付近のテルアンヌから3度もラダンゲムを襲い、家屋を焼き、井戸に毒を投げ込んだ。攻められるたびに新たな井戸を掘るのに疲れた村人は、水辺に近い場所へ移り住んだ。しかし、しばらくすると腸チフスが蔓延した。当時（16世紀半ば）、教会の祭務はアウグスチノ会の修道士らが担っていた。ラダンゲムから18kmほど離れたブランジー・シュール・テルノワーズでは、聖アポロニアの遺骨がすでに悪疫を追い払っていた。そこでラダンゲムの修道士らは、ブランジーの修道士らに遺骨の形見分けを求め、受け入れられた。遺骨はブーローニュとテルアンヌの司教らに付き添われ、土地の者らがみな蠟燭を手にして行列行進を行い、3日かけてラダンゲムに到着した。すると、数日のうちに熱病の猛威はやんだ。

　以来、この村では毎年2月9日を初日として、歯痛と悪疫からの加護を祈る9日間祈禱が守られている。もっとも、同村がおかれた軍事的事情のために、一時中断したこともあると聞いた。

　1940年には、筆者自身もこの行事の重要性と村人の信仰を現場で感じた。V1ミサイルの発射基地が近隣にあったにもかかわらず、教会は爆撃に遭わなかった。

〈ベルギー〉

　聖アポロニア崇敬の中心はブルッヘにある。運河の水面に煉瓦の壁をうつし、階段破風から煙突を突き出す聖ヨハネ施療院はメムリンクの絵画作品と聖アポロニアの聖遺物入れを蔵している。礼拝堂に安置された聖遺物入れは、天使が筒状の容器を手にした貴重な作品で聖女の祭日（2月9日）に一般公開される。別に聖女の像もあるが、こちらはなぜか隣の部屋に置かれている。

　施療院に着いた巡礼たちは、『歯を患う者の守護者乙女殉教者聖アポロニアを

38：NUX Henri. Sainte Apolline de Radinghem（Pas-de-Calais）. L'information dentaire, XXVIIe année, N° 36, 26 août 1945.（ニュクス　アンリ「パ・ド・カレー県ラダンゲムの聖アポロニア」『歯科情報』第27年 第36号 1945年8月26日）

chapter 2　歯を患う者の守護聖人　聖アポロニアを訪ねて　91

覚えて、聖ヨハネ施療院が2月9日より厳かにとり行う9日間連禱』を記した紙をもらう。

かなり興味深いので、以下に部分を引用する。

聖アポロニア
　　その謙遜は立麝香草のごとし
　　その愛徳は薔薇のごとし
　　そのゆるぎなきこと橄欖樹のごとし
　　キリストのいと美しき伴侶
　　咲き匂う木立瑠璃草
　　玉座の傅き人
　　歯を患い御身にすがる者の救い
　　証聖者の友
　　殉教者の朋輩
　　諸聖人の同胞
　　われらのために祈りたまえ[39]

　巡礼は最近まで聖女の祭日ごとに大挙して押し寄せていた。おびただしい数の蠟燭を灯し、数珠つなぎにした蠟細工の歯を奉納した[40]。先の大戦後、この熱狂はかなり廃れた。

　一方、聖アポロニア信心会はいまなお存在し、重要でありつづけている。同会は幼児ばかりが会員である。施療院のとなりに産院があり、洗礼式のときに親のほとんどが、5年5フランまたは10年10フランを払って子どもを入会させるからである。

　ブルッヘの外に出てもウレン、ヴルヌ・アンバクト、ヴルヌなど霊場は多い。
　第一次大戦で壊滅したウメンには、ルイ15世様式の木製の聖遺物箱があった。アウグスチノ会の修道士らは聖アポロニアの聖遺物や美術品を持っていた。
　アントワープ州ヘレンタルスは、かつてアウグスチノ会の修道院があったものの、いまは聖ウォードリュ教会に代理人のファン・ペルト神父が遺るばかりだが、

39：VAN AGT Jean. Sainte Apolline, vierge et martyre, notice sur sa vie et sur son culte. Lille : Tirloy, 1944.（ヴァン・アグト ジャン『聖アポロニア、おとめ殉教者、その伝記と崇敬』リール ティルロワ書店 1944年）

40：ユイスマンスの『大伽藍』(1898年）にも、同様の描写がある。

同教会では毎年謝肉祭最終の月曜になると、聖女の聖遺物に熱心な祈りが捧げられる。大規模な歌ミサで、近隣の村人を大勢集め、修道院跡にできた司教座聖堂学校の教授が来て説教する。

　アントワープのアウグスチノ会には、別の章で後述する美術品の数々のほかにも、聖アポロニアの聖遺物がある。立派な聖遺物箱に納められたかなり大きな下顎の一部で1629年からアウグスチヌス教会を飾っている。同所には、聖女の殉教を描いたヨルダーンスの有名な絵画もある[41]。アントワープのアウグスチノ会は古文書が遺っていないが、1636年の勅許状から1635年の創設と推察される。同会はその後もピオ6世、グレゴリウス16世より勅許を得た。1840年にはメヘレン大司教の認可を得て、正式な教会組織となった。

　アウグスチヌス教会では、1844年より毎水曜に「聖アポロニア祝福式」を祈り、毎月歌ミサを行う。聖遺物は毎年2月9日から17日にかけて公開される。

　アントワープには別の聖遺物もある。ベルギー人イエズス会神父ジャコブス・ティリヌスが1622年ごろにローマから持ち帰ったもので、同修道会で崇敬を集めていた。現在は壮麗な聖カロルス・ボロメウス教会（もと聖イグナチオ教会）に安置されている。

　ブリュッセルのアウグスチヌス教会には、聖女の歯があった。民間信仰ではフランスのジェール県サマタンと同じように、これを口や歯にこすりつける。

　ルーヴェンには、大ベギン会院の美しい教会の中に聖女の遺骨がある。9日間祈禱は日付が重なる関係で、別名陶器市とも呼ばれている。アヴィニョンで聖アンデレの祭日（11月30日）が馬市と呼ばれているのに似ている。

　トゥルンハウトにあった、かつてのキリスト教文芸団体「ヒース」は聖アポロニアを守護聖人としていた[42]。

　東フランダース州アペルスでは、復活祭翌日の月曜に巡礼がある。さらに南のベフェーレでは、1754年以後、毎年9日間祈禱が守られている。聖体降福式、聖遺物の顕示、信仰実践を伴うおごそかな祭事である。聖アポロニアには歯と頭の痛みの癒しを祈る。

　ロンベークでは、聖女の祭日の9日間祈禱の日曜日に「由緒正しい」巡礼がある。また、年間を通じて聖アポロニアの聖遺物で祝福が行われる。

41：1958年以降はアントワープ王立美術館蔵。

42：REINSBERG-DÜRINGSFELD Baron de. Calendrier belge, fêtes religieuses et civiles, usages, croyances et pratiques populaires des Belges anciens et modernes. T. I. Bruxelles : Ferdinand Claassen, 1860, p. 108-109.（レインスベルグ゠デュラングスフェルド男爵［オットー・フォン・レインスベルク］『ベルギーの暦 宗教および一般行事、過去から現代にいたるベルギー人の民間信仰と慣習』第1巻 ブリュッセル フェルディナン・クラッセン書店 1860年 108～109頁）

西フランダース州ハリンへでも、一部がロマネスク様式の教会で聖女への崇敬がある。

その他の聖アポロニアの霊場としては、東フランダース州はロンスに近いルイーズ・マリー、西フランダース州はオーステンデそばのステーネ、ポペリンヘやイーベルの北にあるウステン、ブルッヘ近郊のロッペン、イクテヘム、ティールト、カスター、コルトレイクのベギン会院と教会、スライプなどがある。

ステーネ教会にはたいへん古いと伝えられる木彫の聖遺物箱があり、蓋の部分が聖アポロニアの胸像になっている。

大戦前には教会を廻る2月9日の行列行進に多くの巡礼が集まった。蠟燭や入れ歯を模した奉納品を売る商人らは、最近は歯科医のほうが聖アポロニアより信用されて商売あがったりだとこぼす。

言い伝えによれば、この聖遺物箱にはバイオリンの弦が巻きつけられていた。昔は、首に猫の腸を巻きつけておけば歯の痛みが治まると信じられていたが、聖女のおかげでこれも不要になり、感謝のしるしとしてこうしたというわけだった。

村祭りにあたる聖霊降臨祭翌日の月曜から始まる数日間に巡礼が行われることもある。

オーステンデそばのズーコート（不明）の教会に冠をのせた聖アポロニアの像がある。年2フランの会費で運営している信心会が2月9日から17日にかけて9日間連禱、その他の聖女へ向けた儀式を行っている。

リエージュでは、聖女はアポローヌと呼ばれている。ポール・サン・マンジュ（不明）では、聖アポロニアは「飾りひものマリアさま」と呼ばれるが、像にひもはついていない。ここでいう飾りひもは、仏語の「聖母の糸」こと「蜘蛛の巣」を指す（『古のリエージュ協会会報』第55号 1939年1月）。この名はフィレンツェのマドンナ・アッラ・キエーザ（不明）を髣髴とさせる。

ベルギーの旅の最後に聖アポロニア教会のある、またはあった場所をあげておく。ヘール、パメル、モル、ワンゲ、ワンザン、ヴィレール・シュール・スモワ、マルシュ・レ・ダム（現ナミュール市）の7ヵ所である。

アルノルド・ヴァン・ジェネップが『フランドル地方の民俗』[43]で引用したま

43：VAN GENNEP Arnold. Le Folklore de la Flandre et du Hainaut français. Paris : G.-P. Maisonneuve, 1935-1936（ヴァン・ジェネップ アルノルド『フランドル地方と仏領エノーの民俗』パリ ギュスターヴ＝ポール・メゾンヌーヴ書店 1935～1936年）

じないは、本稿のイギリスとスペインで見たものとほぼ同じであり、ベルギー以外の国にも伝わっていた。補足するなら、頬に十字を描き、連禱のあとに主禱文と天使祝詞を5回繰り返さなければならない。万全を期すためには、教会に朝一番乗りするよう勧める者もいる。

　この祈りは行商本の『貧しき者たちの医師』から出たもので、『エピダウロス通信』1935年4月号[44]にも作者名なしで再掲されている。ランスローによれば、この祈りはたいへん古い原本から再版されてフラマン語になった。ヴィッカーシェイマーは『フランス医学史学会会報』(1910年)[45]に、フランス兵士の手記からとった異文を紹介している。同文は、ジャン・シャロンも『呪物』(1920年)[46]で触れている。

　ヘスラー博士がリンブルフ州はトンヘレン付近の古い写本に見つけた祈りは、一般フラマン語によるまじないである。

　「われらの救い主イエス・キリストが弟子らに教えたとおり、主の祈りとアベマリアを聖フベルトゥスと聖アポロン（ママ）に唱えること。13回言うこと（何を？）。小さな釘を悪い歯にこすりつけること（『リブンブルフのおまじない小冊子』1926年　4頁）」[47]

　リンデンとケッセルローでは歯が痛いとき、聖アポロニアに捧げて天使祝詞を唱えながら両腕にそれぞれ十字を3回描く。

44：Un Livre de colportage médical. Le Courrier d'Épidaure. Paris : avril 1935, p. 45.（「ある医学の行商本」『エピダウロス通信』パリ 1935年4月）

45：WICKERSHEIMER Ernest. Formules de prières à dire en cas de maladie, recueillies par un soldat de la République. Bulletin de la Société française d'Histoire de la médecine, 1910, n° 09, p. 251-257.（ヴィッカーシェイマー エルネスト「病に際して唱える祈り」『フランス医学史学会会報』1910年第9号 251〜257頁）

46：CHALON Jean. Fétiches, idoles et amulettes, T. I. Namur : S. Servais, 1920, p. 346.（シャロン ジャン『呪物、偶像と護符』ナミュール S・セルヴェ書店 1920年 346頁）

47：VAN GENNEP 前掲書。

5．聖アポロニアの姿

　すでにみたとおり、信用に足る唯一の文書は聖アポロニアを年配の婦人と伝えている。しかし、絵画や彫像となった聖アポロニアの姿はほとんどが美しく若い娘であり、老女（プレスビテラ）であることはめったにない。アレクサンドリアの判事であった父はその後王になり、ローマで殉教までことすになる。何の根拠もないことを好き勝手にこしらえるのは、礼讃者や芸術家の十八番である。不思議を求める人々の期待に応えて、ついには鋏(やっとこ)が現れ、聖女を祭る者は歯で苦労しないという特典も、拷問のさなかに聖女自ら願ってくださった。話に尾鰭がつくことは、聖人伝には珍しくない。

　作り手たちはあてにもならない口伝を下敷きにすることが多かった。さらには、殉教録の読みすぎが高じてフランチェスコ・グラナッチ[48]のような聖女の首を落とす者までが現れた。実際、聖人伝には凝りに凝った拷問にも聖者が生き延びて、首でも斬らないかぎり終わりそうにないものがある。

　一般に、聖アポロニアは先端に歯を挟んだ鋏か鉗子を手にした若い女性として描かれる。器具の顎に歯が挟まっているのは一見些細なことのようだが、聖アポロニアの作品であることを特定するうえでたいへん重要である。歯がなければ、それは鋏で乳房をもぎとられた聖アガタであるかもしれない。もう一方の手（慣例的に左手）には、殉教者の棕櫚の枝を持たせる。

　聖アポロニアは絵画、銅版画、彫刻、タペストリー、ステンドグラスと造形美術のすべての形式に招待された。時代の幅も広く、件数も膨大なため、本稿では点数を制限せざるを得なかった。聖女のさらなる図像研究のためには、不完全ながら補足となり得る諸作品のリストを巻末に附したので参考にされたい。

絵画

　聖アポロニアの初期の肖像画は、ほとんどがフランドル・プリミティフ派の画家による。作品の多くは祭壇画や内陣仕切りである。残念ながら、それらの多くは色褪せたか、蠟燭の煙でいぶされてしまった。しかし、英国はサフォーク州サ

48：フィレンツェのマニエリスム画家（1469～1543年）。『聖アポロニアの殉教』（1530～1535年ごろ）フィレンツェ、アカデミア美術館蔵。もとはフィレンツェの聖アポロニア教会にあった。現在は作品名を『ある聖女の斬首』としている。

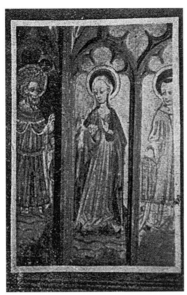

図❻　サマーレイトン聖母教会の内陣
仕切り　王、聖アポロニア、聖職者

　マーレイトン聖母教会の内陣仕切り（15世紀）は保存状態がよい。鏡板の1枚に
聖女が立っている。写真をリンゼー女史よりいただいた（図6）。
　作者は聖女の物語と少し異なって、すなわち聖女の歯は毀たれたと聞いていた。
そこで、拷問の道具は金槌でしかあり得ないと考えた（もっとも、かなり歯根の
しっかりした歯でも、木槌1つで傷つけずに抜けることは、歯科医なら経験する
ことではある）。とはいえ、鋏を金槌に持ち換えたことは、作品の価値を何ら損なっ
ていない。冠を載せた王と剃髪した聖職者が、聖アポロニアの両脇を占める。聖
女はひだの多いシンプルな寛衣にケープを纏う。右手には衣服を挟んで金槌、さ
らには留め金付きのミサ典書を持つ。本の上に抜かれた歯が散らばる。左手は守
護者の祝福の仕草をする。

ノーフォーク州バートン・ターフにある聖ミカエルおよび諸聖人教会の内陣仕切りは、褪色がひどく撮影できなかった。しかし、トリストラム教授より美しいデッサンを、G・W・ウインター氏より詳細な解説を入手した（図7）。

緑の地に黄の花柄の背景。聖アポロニアは全き殉教の光輪を背にして立つ。刺繍入りのドレスに豪華な彩色のケープを纏う。髪がたなびく。留め金付きの本を右手に、先端に歯を挟んだ鋏を左手に持つ。天使が繁く仕えるこの聖女はおそらくは天上の位階に沿って選ばれ、この場所に配された。

この聖障は、14世紀後半から15世紀初頭に作られた。作者は不明だが、英国王エドワード3世と結婚した王妃フィリッパ・オブ・エノー（1314〜1369年）に続いて英国入りしたと推測される。フィリッパは善良伯ことホラント伯ギヨーム1世の娘であった。カレー包囲戦でエドワード3世に嘆願し、カレーの6人の市民を救った顛末「カレーの市民」が秘書で歴史家のフロワサールによりフランスに広く紹介された。聖アポロニア崇敬はフィリッパとともに英国に渡った。あるタペストリーにその証拠をみることができるが、これについては後述する。

一方、イートン校のフレスコ画は15世紀の英国の画家による。

パリ装飾美術館の『聖母と聖トマスおよび諸聖人のプレデルラ（祭壇画下部の装飾)』は、15世紀スペインの作品である。左端から順に聖クレメンス、聖ルキア、聖ニコラウス、聖アポロニアが描かれている。聖女らはともに胸元に銀細工の飾りとヨーク、さらに袖口に毛皮がついた優雅なチュニックを着る。光輪とシルエットはほとんど同じである。聖アポロニアは右手に抜歯鉗子、左手に殉教者の棕櫚を持つ。聖ルキアは盆に眼を2つ載せ、その間に短刀を立てて左手で持ち、右手に棕櫚を持つ。両聖女には同じ原型が用いられている（図8）。

フランス・プリミティフ派ではジャン・フーケ（1420〜1480年ごろ）の『エティエンヌ・シュヴァリエの時禱書』所収、「聖アポロニアの殉教」を挙げる（図9）。シャンティイのコンデ美術館で見ることができる。

情景は実に興味深い。野外で演じられる中世の聖史劇である。円形にならした地面の周りを粗朶垣で囲んで舞台にしている。土間の中央に片膝立ての未開人の男が2人おり、頭上に看板、腰のあたりに盾を掲げる。盾はベンド（向かって左上から右下に走る帯）に「メートル（廷臣）・エティエンヌ・シュヴァリエ」、そ

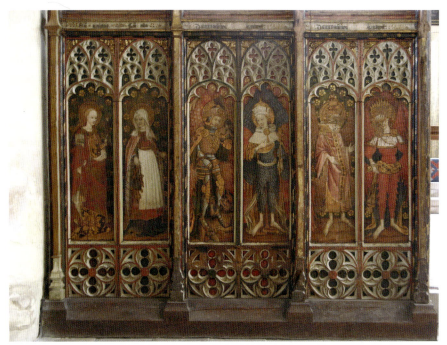

図❼ 英国ノーフォーク州バートン・ターフ 聖ミカエル諸聖人教会 内陣仕切り（左端が聖アポロニア） © Martin Harris

chapter 2 歯を患う者の守護聖人 聖アポロニアを訪ねて

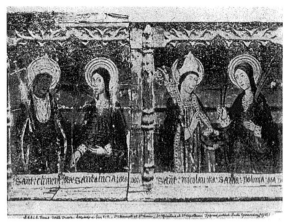

図❽　プレデルラ（祭壇画下部の装飾）パリ装飾美術館

の右上と左下にE・EまたはF・Eのイニシャルを配す。頭上の看板は左右の部分に分かれている。左半分は赤い地に青の大きなBであり、文字の左側にペリカンが、文字の内側にE・Eと書いた盾の後ろに身を隠した片膝立ての女がいる。右半分は、明るい地の上に葉で綴られたキリストの組み合わせ文字であり、大きなHの2本の縦棒の間にPAX、さらにその上に十字架が描かれている。土間の左端と右端には女が「メートル・エティエンヌ・シュヴァリエ」と書いた盾で裸体を隠して坐る。中央の未開人と両端の女の間の地面に棍棒が置いてある。

　主たる動きは、情景の上半分である舞台で展開する。聖アポロニアが傾斜した板に何本もの太縄で縛りつけられている。4人の死刑執行人はその格好から見てたいへんな力の入れようである。その親玉はやたらに長いが、使い勝手の悪そうな鋏で聖女から歯を抜こうとする。介添え役の一人が聖女の髪を引っ張り、その頭を固定する。介添え役の後ろには魔物がいて、男のうなじと地面に鉤爪を立てて力んでいる。その向かって左側には、テニールス[49]が描いたとしてもおかしくないような尻を掻く道化師がいる。父なる神が王のような姿で板の脇に立つ。右手を差し伸べ、左手に錫杖を持ち、聖女を励ます。奥の桟敷にある玉座が神の帰りを待っている。見学席の下段は人界、上段は選ばれし者らの世界である。左側

49：ダフィット・テニールス（1610～1690年）。フランドルの画家。農民や庶民の浮かれ騒ぐ様子を描いた。

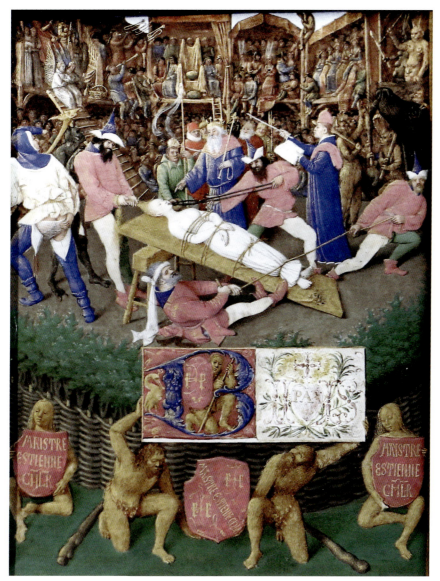

図❾　ジャン・フーケ エティエンヌ・シュヴァリエの時禱書 聖アポロニアの殉教（シャンティイ、コンデ美術館）　©Jean-Louis Mazières

chapter 2　歯を患う者の守護聖人　聖アポロニアを訪ねて　101

では天使がラッパを吹く。右端は悪魔のいる地獄である。鋏の男の後ろの人物は何者かわからない。左手に大きな本を持つ。右手の棒で何かの宣告をしているのか、神を追い払おうとしているのか。

　ルーブル美術館に聖アポロニアを描いた15世紀フェラーラ派のエルコレ・デ・ロベルティ（1450〜1496年）の作品がある（**図10**）。右手でマントのひだを押さえ、左手で鋏を持って立つ。鋏の先の歯が大きすぎるのは、見る者を驚かせるためである。ひどい抜歯のせいで頬が窪み、口角も下がったところは歯科医には興味深い。ルネサンス初期の特徴が、隣の大天使聖ミカエルによく現れている。

　聖母子の左右に諸聖人を配した「聖なる会話」という構図がある。もとルネサンス期のイタリアで生まれた様式だが、聖アポロニアもまたこの顔ぶれの中に招かれた。この型のものとしては聖ルキア伝の画家（15世紀末〜16世紀初頭）による祭壇画『聖母子と諸聖女』が有名である（**図11**）。1480年ごろからブルッヘ聖母教会の三聖女文芸協会の祭室を飾っていたが、現在はブリュッセルのベルギー王立美術館で見ることができる。

　小花咲き乱れる草原に薔薇と葡萄の樹でできた園亭がある。中央に聖母子が坐る。その最も近くに文芸協会の守護者である三聖女、すなわち聖カタリナ（ケープに車輪の柄、神秘の結婚の指環を御子イエスに差し出す）、聖マグダラのマリア（香油壺）、聖バルバラ（ケープに３つの窓のある塔の柄）が描かれている。聖カタリナの左側の一団は、左端より聖アポロニア（鋏と歯）、聖ウルスラ（足もとに矢）、聖ルキア（盆に眼）、聖？（セシリアか。冠と鐘？）である。また、聖バルバラの右側は右端より聖？（揺籠と矢）、聖アガタ（鋏と乳房）、聖マルガリタ（背景にドラゴン）、聖アグネス（仔羊、神秘の結婚の指環）である。

　自身ブルッヘの人であったヘラルト・ダフィット（1460〜1523年）はこの絵を何度も見ていた。ダフィットの作品で聖母子の周りに聖アポロニア（聖母の向かって右隣）を含む聖人や天使を配置したブルッヘのシオン・カルメル会の祭壇画（**図12**）には、その影響が出ているといわれる。この作品は現在ルーアン美術館にある。

　聖アポロニアへの最も大きな絵画的讃辞は、ルーベンス（1577〜1640年）が『聖カタリナの神秘の結婚』で行っている。アントワープの聖アウグスチヌス教会主

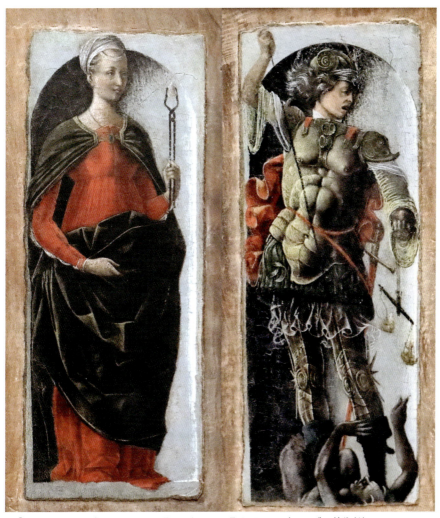

図❿　エルコレ・デ・ロベルティ　聖アポロニア　聖ミカエル（ルーブル美術館）　©Jean-Louis Mazières

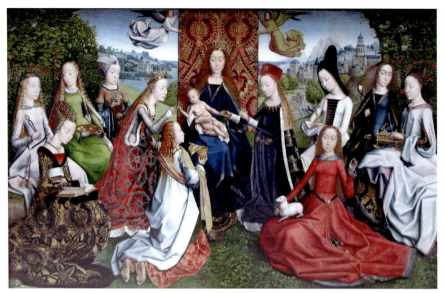

図⓫　聖ルキア伝の画家 聖母子と諸聖女（ベルギー王立美術館）

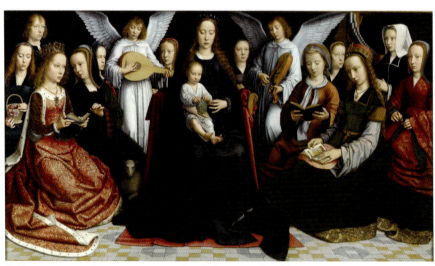

図⓬　ヘラルト・ダフィット 聖母子と諸聖女（ルーアン美術館）

祭壇に架けられている。構図の中央左側に、聖アポロニアと聖アグネスが大画家の2人の妻イザベラ・ブラントとエレーヌ・フールマンの姿で描かれている（**図13**）。

同教会には聖アポロニアの祭室もあり、聖アポロニア信徒団の本拠となっている。ヨルダーンス（1593〜1678年）の有名な『聖アポロニアの殉教』が祭壇を飾る（**図14**）。この作品はよくある時代考証的な誤りがみられるものの、随所に暗示的に凝縮された表現があり、見事というほかない。とりわけ、左の馬と上の天使は相当な検証のすえにようやく価値が理解される。

聖アポロニアは寓意的群像、聖母被昇天図、聖母戴冠図などに描き込まれることもある。ジョヴァンニ・ボッカティ、フランチェスコ・ディ・ジョルジョ、ペルジーノなどがこの主題の画家である。

聖女が単独で描かれた作品はさらに興味深い。

最も古いものは、ゴシック期に遡る。ファン・デル・ウェイデン（1399〜1464年）の『聖マルガレタと聖アポロニア』（**図15**）は、ベルリン美術館で見学できる。

ロンドンの英国歯科医師会本部には、ホルバインによる肖像画がある。

聖アポロニアを最もはっきりと描いたものに、マールテン・ド・フォスの作品がある（サデラーによる銅版画：**図16**）。聖女を老女として表現しており、たいへん珍しい。

1枚の絵のなかに殉教の物語が凝縮されている。手前では聖女が書物を前に跪く。頬は陥没し、右腕に殉教者の棕櫚の枝をもたせかける。何か感じるものがあったかのように、少し口を開けて後ろを振り返る。足もとには、抜かれた歯が数本とペリカンが転がっている。ペリカンは樽職人が樽板を持ち上げるために使っていた工具から進化した器具で、鋏に代わって歯科治療器具の仲間入りを果たすのは16世紀になってからである。画家は、この最新の道具を描き込んで自らが事情通であることを教えている。われわれもまた、そのおかげで仮に画家の生没年（1532〜1603年）を知らなくても、作品の制作時期は推定できる。背景には殉教の最後の場面、すなわち死刑執行人の手を逃れて火に飛び込む聖女の姿が見える[50]。

ベルナルディーノ・ルイーニ（1485〜1532年）[51]その他多くの画家は、聖女を

50：LINDSAY 前掲書。

51：ミラノ、聖マウリツィオ教会の壁画。

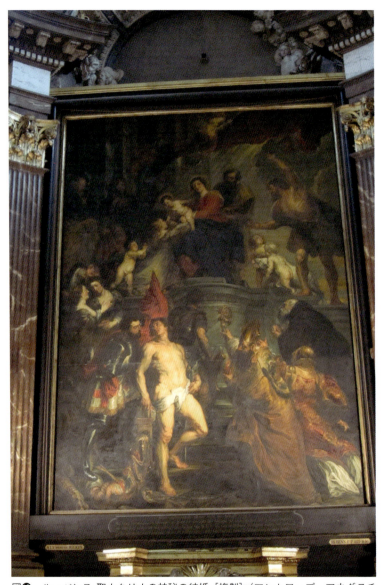

図⓭　ルーベンス 聖カタリナの神秘の結婚［複製］（アントワープ、アウグスチヌス教会）。原画はアントワープ王立美術館蔵（『聖母子と諸聖人』とも）
© Nolde16

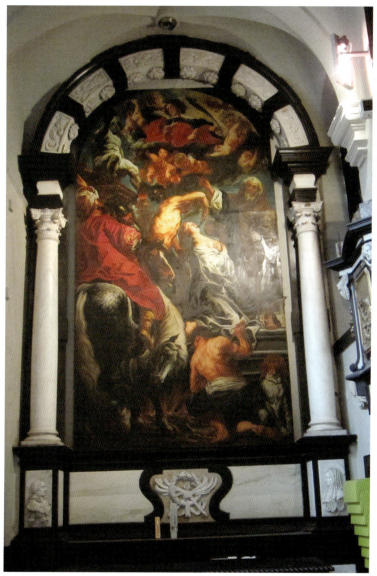

図⓮　ヨルダーンス 聖アポロニアの殉教［複製］（アントワープ、アウグスチヌス教会）。原画はアントワープ王立美術館蔵　© Nolde16

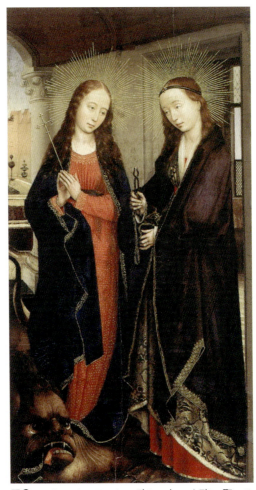

図⓯　ロヒール・ファン・デル・ウェイデン 聖マルガレタと聖アポロニア（ベルリン美術館）

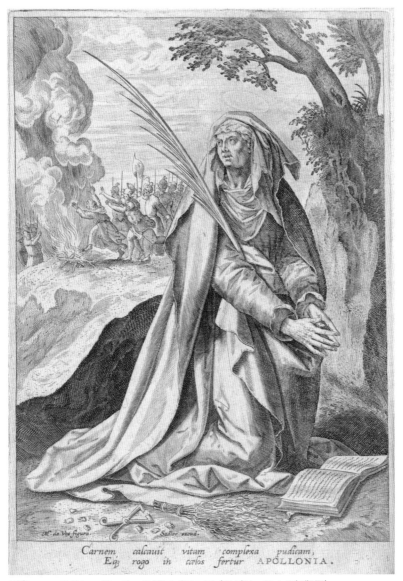

図⓰　マールテン・ド・フォス 聖アポロニア（サデラーによる銅版画）
ⓒ Rijksmuseum Amsterdam

chapter 2　歯を患う者の守護聖人　聖アポロニアを訪ねて

静かで柔和な若い娘の姿で表現する。鋏の先にはいつも歯根の開いた臼歯が挟まれている（図17）。

グイド・レーニ（1575～1642年）の聖アポロニアは上半身裸で、両手を縛られている。歯を抜かれた失神からまだ醒めやらぬ感じで、開いた上唇から覗く前歯は揃っていない。痛みがひしひしと伝わる惨状そのままの姿である（図18）。

ジョヴァンニ・バッティスタ・ピアツェッタ（1683～1754年）の聖アポロニアを見る者の視線は、聖女の性根尽きたまなざしに始まり、落ち窪んだ眼窩、歯を失って痩けた頬、手に持つ抜かれてしまった歯と下に移りゆく（図19）。

グイド・レーニの『聖アポロニア』には逸話がある。この絵は、ある米国人がイタリアで購入したが、手付金だけ払って亡くなった。続いてトリノ美術館が購入を望むと、ある人物がそれを引き受け、未払い分を支払った。最終的にこの作品はフランソワ・フェラン氏[52]のコレクションとなったが、同氏は最近これをフランス歯科医師会に寄贈した。およそ20万フランの値打ちといわれる。

ピアツェッタの『聖アポロニア』も、フェラン・コレクションに含まれている。フェラン氏はその膨大な歯学史コレクションをピエールフォンの史料館で展示していた。先の大戦で、この貴重な収蔵品に被害のなかったことを祈りたい。

絵画の章を終えるにあたり、ズルバラン（1598～1664年）の『聖ポロニア』から立ちのぼる優美な香りに触れずにおくのは、片手落ちというものだろう。ルーブル美術館にあるこのスペイン美術の名作は、殉教者のしるしである棕櫚の枝をとってしまえば、もはや虐げられた犠牲者ではなく、気高い貴婦人の姿以外の何者でもない（図20）。

銅版画

聖アポロニアを現す銅版画はほとんどの場合、絵画の複製である。しかし、ブルッヘへの巡礼に販売されていた2枚については言及しておきたい（図21）。

1つはかなり大きく、おそらくは17世紀に大量に生産されていたものである。作者はヨルダーンスを参考にしたと思われる。殉教の情景である。もう1枚は小さく、全身像で18世紀のものである。

52：フランソワ・フェラン博士（1877～1953年）。歯科医。パリ歯科学校名誉教授。歯磨き粉ビオキシンを発明し、巨財をなす。コンピエーニュ近郊ピエールフォンのジョンヴァル城その他の不動産を取得。その1つである邸宅ラ・コロンビンを歯科史料館とした。グイド・レーニ、ピアツェッタの両作品が展示されていた。

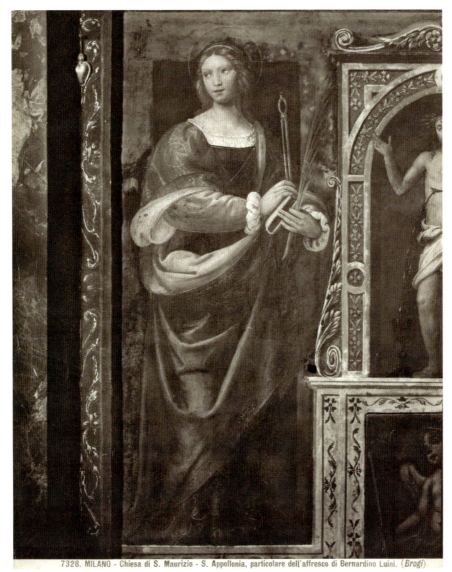

図⓱　ベルナルディーノ・ルイーニ 聖アポロニア ミラノ 聖マウリツィオ教会

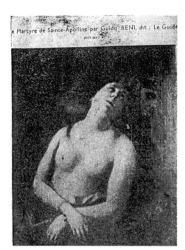
図⑱ グイド・レーニ 聖アポロニアの殉教

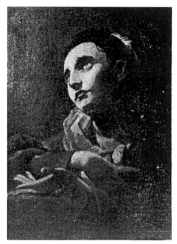
図⑲ ピアツェッタ 聖アポロニア

彫刻

聖アポロニアの彫刻は多い。とくに立像である。フィオリーニ氏はベルリンの歯学史料館に収蔵された聖アポロニアの小像コレクションが、磁器、木、象牙、大理石の素材を問わず欧州で最も充実していたと記す[53]。教会堂内では、聖アポロニアの金色や多色仕上げの木彫りの小像を見かける。例としては、フランスのソシェー・ル・オー、サマタン、ベルギーのヴィルツフェルトの像を挙げることができる。その他については、ラダンゲムの俗な像まで美術品と呼ぶようなことになってはいけないので、正確な情報をもち合わせないものは列挙しないことにする。

個人蔵の彫刻にも貴重な作品が含まれる。第8回国際歯科学会（1931年）に併せて催された歯学史回顧展では、ユラン博士の木製の彫像（15〜16世紀）が展示された[54]。柱に縛りつけられた『聖アポロニアの殉教』と、頬を手で押さえている『聖アポロニアの苦しみ』の2点である。このような作品が普段公開されていないことは残念である。時々は何らかの展示会で見学できることが望ましい。また、その際には愛好家や研究者にとって末永く役に立つ図録も刊行してもらいたい。

53：FIORINI 前掲書。

54：8e Congrès dentaire international : Paris, 2-8 août 1931. Grand Palais des Champs-Élysées. Étampes : Imprimerie S.R.I.P., 1931.（『第8回国際歯科学会 パリ シャンゼリゼ・グラン・パレ 1931年8月2〜8日』エタンプ S・R・I・P 印刷所 1931年）

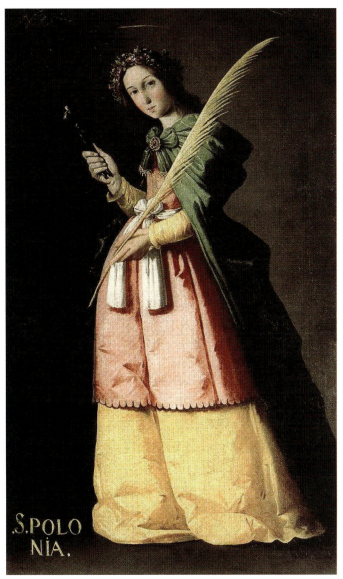

図⓴　ズルバラン 聖アポロニア（ルーブル美術館）

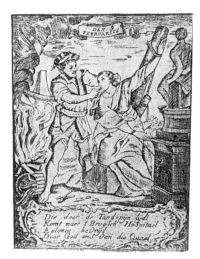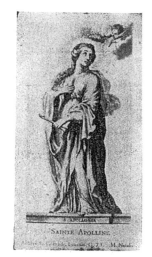

図❷ 聖アポロニアを現す銅版画は、ほとんどの場合、絵画の複製。左：17世紀ごろ、右：18世紀

　木の浅浮き彫りではオート・ガロンヌ県は、サン・ベルトラン・ド・コマンジュ大聖堂の内陣仕切りの作品がすばらしい。信徒側側面に20人の聖人が表されており、聖アポロニアは右端を占める。先に歯を挟んだ鋏を手にしているのですぐわかる。1539年、ジャン・ド・モレオン司教の時代に作られた。

　石の彫刻では、時代もまばらな数例しかわからない。

　まずはノーフォーク州ドッキングの聖母教会に、聖アポロニアが一部に彫刻された石の洗礼盤がある。

　アントワープの聖アウグスチヌス教会にはバロック様式の正面ファサード上部左側に聖女の立像がある。向かって右側はアウグスチノ会の聖人、聖ニコラ・ダ・トレンティーノである。

　歯学誌『カドムス』のアルプ・マリティム県ラ・ゴードの歯科医による行列行進を取り扱った記事に、ルネサンス風の女性の像が写っている。右手に本、左手に鋏を持つが、先に歯が見当たらない。そのため、聖アポロニアと断定できない。また、この像がラ・ゴード教会から来たものかどうか、筆者は知らない。

上記のほかにも、知られざる石像があることは確かである。宗教戦争やフランス革命の際の破壊で判別が困難になっている。

タペストリー

　コヴェントリーの聖母ギルド会館のタペストリー（**図22**）は、聖アポロニアを最も美々しく描く。この壁掛けは横長の四角形で、3列2段の構成である。中央上部の玉座に父なる神、中央下部に三日月上の聖母を配す。リンゼー女史は三日月から月の女神であるディアナ、ディアナからさらにその双子の兄であるアポロンへの想起を促す。右上の区画には10人の人物が並ぶ。7人に光輪がある。2人が殉教者の棕櫚の枝を持つ。聖アポロニアは右端で胸の位置に鋏を持つ。右下の区画では、宮廷の衣服を着たフィリッパ・オブ・エノー王妃が従者らとともに跪いて祈る。メムリンクの作品にみられる寄進者の姿である。この作品は戦時にサウスケンジントンへ移され、そのとき洗浄された。撮影は極めて困難である。リンゼー女史からいただいたプリントは、残念ながらあまり鮮明ではなかった[55]。

ステンドグラス

　聖アポロニアはグロスターシアはフェアフォード教会、パリは聖ラウレンティウス教会、そしてサン・ドニ大聖堂の各ステンドグラスに描かれている。残念ながら、写真は入手できなかった。

　以上から、聖アポロニアは時代と形式とを問わず、芸術家に主題を与え続けてきたといえる。惜しむらくは、現代美術でそうなっていないことである。

　筆者は、エセル兄が自身も所属するプレモントレ会修道会創始者聖ノルベルトゥスの物語をベルギーはトンヘルロー修道院の壁画に描いた際、聖アポロニアの物語か、少なくともその殉教の図もまた仕上げたものと思っていたが、誤りであった。

　本稿の挿絵を依頼した際、兄は以下の原画も送ってくれた。

　いわば、聖アポロニアの最新の肖像画である（**図23**）。

55：LINDSAY 前掲書。

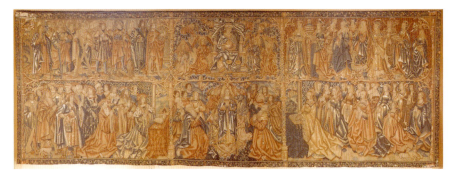

図㉒　聖母ギルド会館のタペストリー　©Coventry City Council

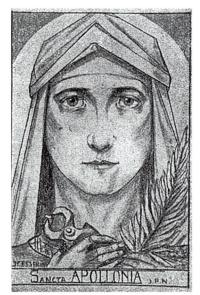

図㉓　エセル兄　聖アポロニア

6．聖アポロニアは歯科医の守護聖人か

　聖アポロニアは、歯を患う者の崇敬を集めている。そのため、歯科医の守護聖人でもあると思われている。残念ながら、これは事実ではない。歯科医にとっては単なる擁護者か、最近の用語でいう「第二守護聖人」とされるべき存在である。
　英国歯科医師会は1930年4月11日に設立50周年を記念して大紋章を定めたが、そこに描かれた聖アポロニアはこの考えにもとづいている。
　2頭の向き合う獅子が支えるアスクレピオスの杖を描いた盾。黒地に金。盾の向かって左側（優位）に聖ダミアヌス。右手にメスと棕櫚の葉を持ち、左手を盾に置く。盾の向かって右側に聖アポロニア。左手に歯を挟んだ抜歯鉗子と棕櫚の葉。右手を盾に置く。いずれも自然色。
　聖ダミアヌスは黒い帽子と僧服を着る。僧服は赤く縁取りされ、白い裏地がつく。靴下の赤と手に持つ棕櫚の緑がやや暗いその姿を引き立てる（聖ダミアヌスは303年、ディオクレティアヌス帝の時代に聖コスマスとともに殉教した）。
　聖アポロニアは、白い袖口のある黒い肌着に金縁のついた赤いドレスを着る（同医師会図書館の芳名帳に掲載されたホルバインの描く絵に似ている）。
　聖人2人と盾は明るい緑の地に置かれ、金地の帯に医師会の三大モットーである「医術、研究、倫理」[56]の赤文字が記されている。
　以上は、聖アポロニアが歯を治す者ではなく、歯を患う者たちの守護聖人であることを示している。

歯科医の守護聖人たち

　ロールストンは1945年4月20日付英国歯科医師会会報に寄稿した「歯痛の民俗学」[57]でデュ・ブロック・ド・スガンジュ[58]に依拠しつつ、20人を超える守護聖人の名を挙げる。
　おそらくは同じ情報源を参照したその他の通信協力者諸氏からも、同様のリストを受け取った。ロールストンにない名もあったが、それらはデュ・ブロック・ド・スガンジュの著作には少なくとも歯痛にかかわる聖人としては紹介されていな

56：Ars Scientia Mores. British Dental Association. The Jubilee Book of the British Dental Association. London : John Bale, Sons & Danielsson, 1930.（英国歯科医師会『英国歯科医師会設立五十周年記念』ロンドン ジョン・ベール・サン・アンド・ダニエルソン 1930年）

57：ROLLESTON J. D. The Folk-lore of toothache Part 1. British Dental Journal, 1945, vol. LXXVIII, April 20th, No.8, p. 225-230.（ロールストン J. D.「歯痛の民俗学」『英国歯科医師会会報』1945年4月20日 第78巻の8 225〜230頁）

58：DU BROC DE SEGANGE 前掲書。

かった。

　これらの聖人たちは、なぜ歯を患う人々が祈りを捧げ、またいかなる資格で歯科医の守護聖人といわれるのか。

　7世紀ベルギーの聖女である聖アレナ（祭日6月16日）は、眼や歯が痛いときに祈る。しかし、伝記には歯痛について何も語られていない。

　3～4世紀アルメニアはセバステイアの医師聖ブラシウス（祭日2月3日）は、喉や首が痛いときに加護を求める。痛みの部位が近いため、歯痛の際にも祈るようになった。

　7世紀サンスの改悛者聖バルドゥス（祭日10月29日）は子どもの腹痛を治し、離ればなれになった家族を立て直す。しかし、なぜ歯科医の守護聖人といわれるのかは不明。

　7世紀のパリ司教聖セラウヌスについては、根拠らしいものがある。デュブルイユの『古のパリ』（第1巻201～202頁）によれば、聖ペテロ（のちの聖ジュヌヴィエーヴ）教会の地下聖堂にあったその像（聖セラウヌスはパリの守護聖人である聖ジュヌヴィエーヴのそばに葬られていた）の足もとには、「病を癒し、憂いを慰め、歯の痛みを鎮めたもう」と刻まれ、祭日の9月27日にはその標語が教会で歌われていた。

　4世紀（303年）の聖シャリティヌおとめ（祭日10月5日）は聖アポロニアとほぼ同じ巡り合わせとなった。ディオクレティアヌス帝が治め、ドミティウスが執政官であったころ、聖シャリティヌは焼かれて海に投げ入れられたが、無傷で戻った。その後、手足を斬り落とされ、歯を抜かれ、石打ちに遭って殉教した。

　パリ近郊サン・ドニではしばしば4世紀の聖クレセンティア（祭日6月15日）に祈りが捧げられる。歯茎が腫れて長く物を食べることができず、苦しむ者がいた。心ある人に勧められて聖女の墓を訪れ、楊枝のように削った棒で墓に触れ、それをむし歯に当てると痛みが消えた……。かくして聖クレセンティアは、歯痛を癒すことで広く知られた。ディオクレティアヌス帝の時代にかつて自身が乳母、侍女として務めた12歳の子聖ヴィトゥス、その師聖モデストゥスとともにローマで殉教した三聖人の1人であった。その遺骸はのちにサン・ドニに運ばれた。

　聖クリストフォルス（祭日7月25日）も人気だが、あらゆる痛みと苦しみが守

備範囲であり、歯科医に特別な繋がりはみつからない。

　現代に多少近い（1341年）ドミニコ会士福者ダルマス・モネル（モニエとも）（祭日9月24日）はカタロニアで崇敬されている。ジローナ司教区サンタ・コロマ・デ・ファルネスで敬虔誠実な両親から生まれ、同所で文学を学ぶ。その後、モンペリエに移り、学問と神学を修めた。帰国後、ジローナでドミニコ会士となり、20年間院内に留まる。続いてプロヴァンス地方はサント・ボームの山中に隠棲。長上からジローナに呼び戻されるまでの3年を過ごした。戻ったあとは修道院そばに岩屋を掘り、逝去するまでの4年間を過ごした。その墓では奇跡がたびたび起こった。1613年、遺骨の移送に合わせ、ジローナに立派な霊廟が建てられた。福者には、死の直後から歯痛の癒しを求めて祈りが捧げられている。福者の歯の1本は修道院の香部屋にある銀製の聖遺物箱に納められ、求める者が触れるようになっていた。1757年のボランディストによれば、「この習慣は最近まで続いており、母親らは子の歯が痛みなく生えるよう願って子を修道院に連れきたり、福者の歯を子の歯茎や口もとのあらゆるところに当てた」とのこと。

　この崇敬はカタロニアの歌が示すとおり、現代まで継承されていた。

　「歯を当てれば、ひどい痛みも治る」

　5世紀末の修道士あるいは司祭である聖ディリエ、またはディジエ（デシデラトゥス）も歯痛に効いた。トゥールのグレゴリウス著『聖証者たちの栄光』によれば、グルドンの修道院にディリエなる男がいた。高徳の誉れ高く、歯を患う者たちを祈りで癒していた。ディリエは隠者で庵に籠っていたが、人々は会ってその教えを請うことができた。ディリエが帰天すると、シャロン・シュール・ソーヌ司教は町の墓地に葬ろうとしたが、修道士たちは反対した。その後、遺骸は同じ町の癩病院附属教会に移された。

　ハンガリー王女聖エルジェーベト（1231年）（祭日11月19日）も歯痛を治す霊験が信じられたが、実際のところ聖女はあらゆる病人の看病に尽くしていた。

　8世紀イギリス人ベネディクト会修道士聖エンゲルムンドゥス（祭日6月21日）の徳望はさらに正確である。聖エンゲルムンドゥスは聖ウィリブロルドゥスとともにフリースラント地方の野蛮極まりない民衆に福音を述べ伝えた。オランダはフェルセンで熱病のため死去。同地に葬られたが、18世紀においてなお崇敬を集

59：MOLANUS Jean. Natales Sanctorum Belgii. Lovanii : J. Masium et P. Zangrium, 1595.（モラヌス ジャン『ベルギー聖人暦』ルーヴェン J. マシウム P. ザングリウム書店1595年6月21日の頁）

60：VAN HEUSSEN. Batavia Sacra. Bruxellis : Francisco Foppens, 1714, p. 49.（ファン・フッセン『バタヴィア・サクラ』オランダ聖人伝 ブリュッセル フランソワ・フォペンス書店 1714年 49頁）

61：RADOWITZ Joseph Maria von. Ikonographie der Heiligen, ein Beitrag zur Kunstgeschichte. Berlin : F. Dümmlen, 1834, p. 29.（ラドヴィッツ ヨーゼフ・マリア・フォン『聖人の図像学』ベルリン F・ディムレン書店 1834年 29頁）「隠者聖グレゴリウス」として紹介。

62：CAHIER Charles. Caractéristiques des saints dans l'art populaire, T. 2. Paris : Poussielgue frères, 1867, p. 617.（カイエ シャルル『民間信仰における聖人の特徴』第2巻 パリ プシエルグ兄弟書店 1867年 617頁）「ニコポリスの聖グレゴリウス」として紹介。

めた。墓所には泉が湧いた。聖人に捧げられた第二夜課には、「泉はとりわけ歯痛を治した」と読める。モラヌスの『ベルギー聖人暦』[59]にも、「歯痛の際加護を祈る」とある。『バタヴィア・サクラ』（オランダ聖人伝）の挿絵（**図24**）[60]では、大修道院長姿の聖エンゲルムンドゥスが右手に司教杖、左手に聖書をもち、足もとには泉が湧く。

「フェルセンの名高い聖者。同地で歯痛を治す」

聖エンゲルムンドゥスの2世紀後、ほぼ同じ地方をもう1人のイギリス人聖フォラナン（982年）（祭日4月30日）が訪れた。アイルランドの貴族、旧家の出でアーマー司教だったが、海を渡りリエージュ司教区はムーズ河沿いのウォソー修道院に行く聖なる幻を見て仲間12人とともにただちに出立。十字に組んだ2切れの木材に乗り、聖霊に後押しされてイギリス海峡を渡り、大陸に到着した。まもなく名声のゆえに大修道院長に推され、同院創設者エイルベール伯に連れられローマに上り、教皇に謁見。アーマー司教職を辞して、ウォソー大修道院長に就任する公認を得た。教皇の勧めにより、メス付近のゴルズ修道院でしばしの黙想期間を経て、ウォソーに戻る。同院では、先代で廃った聖ベネディクトの精神を再興した。その後、ほどなくして帰天。遺骸は鉛の柩に入れられ、院内の大理石の墓に納められた。墓所で起こった奇蹟については、ボランディストが記している。

その奇蹟のうち、歯痛関連の一例を挙げる。ゴズランなる司祭は、いつのころからか毎年5月になると恐ろしいほどの歯痛と頭痛に襲われ、眠ることもできなかった。あらゆる手を尽くしたが無駄であった。そこで聖フォラナンの墓前に跪き、熱心に祈り、聖人の祭日には纏めれば自分の頭をすっかり覆うほど長い蠟燭を灯すと誓いを立てた。ゴズランは3年の間、約束を守ったが、4年目に怠ったところ、途端にかつての激甚な痛みに襲われた。これは聖人の墓で相当の償いをして、ようやくおさまった。

狂犬病の際も、人は聖フォラナンの加護を祈る。

ラドヴィッツ大佐[61]、ついでカイエ神父[62]が歯痛の際、アルメニアの聖グレゴリウス（祭日3月16日）に祈る例を伝えている。ただし、この聖人にむし歯を癒す力があることを証するものは何もない。アルメニアの聖グレゴリウスは10世紀

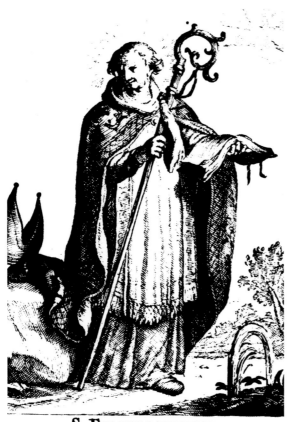

S. ENGELMUNDUS
Abbas, et Patronus in Velsen
Precando protulit undas.

図❷　聖エンゲルムンドゥス(ファン・フッセン『バタヴィア・サクラ（オランダ聖人伝）』)

の人で、ニコポリスの司教補佐、続いて司教を務めたあと、フランスはボース地方にきて隠者となり、ピティヴィエ付近で没した。

　シトー会のニヴェルの福者イダ（祭日12月16日）は誘惑を退け、煉獄の苦しみを取り去り、さらには歯痛も和らげる。12世紀、ブラバント地方ナミュール付近ラメー修道院の修道女であったイダは、その徳と奇蹟と預言で広く聞こえた。モラヌスの『ベルギー聖人暦』によれば、イダの修道院に小箱に入った１本のイダの歯が保管されており、患部に当てれば歯痛が治る[63]。

　６世紀の名高いノワイヨン司教メダルドゥス（祭日６月８日）にはいくつもの奇特があったが、歯痛にも効いた。治し方は独特で、ガーンジー島の聖パウロ教会で行われているものに近い。トゥールのグレゴリウス著『聖証者たちの栄光』95章によれば、聖メダルドゥスの墓は教会が建つ前はクマシデの丸天井に覆われていた。このクマシデの小枝や先を尖らせた小さな棒は、歯のひどい痛みを和らげた。トゥールのグレゴリウス自身も、この棒を使って一度ならず歯痛を治している。

　キルデベルト王の大法官カリメリスは歯を患っていた。聖メダルドゥスの話を聞きつけ、不思議の木を求めてさっそく聖人の教会を訪ねたが、門は閉まっていた。そこで小刀を使ってせめて門扉の欠片でもと削り取って歯に当ててみると、痛みはぴたりとやんだ。

　カイエ神父によれば、聖メダルドゥスが少し口を開けて歯を見せて描かれるのは、聖人が歯を治すことによる。そこから「聖メダルドゥスのように笑う」という言い回しが生まれた。いまでは「歯を見せて笑う」と言えば、作り笑い、空笑いをするという意味となる[64]。

　８世紀のランス大司教聖リゴベルトゥス（祭日１月４日）は宮宰ピピン２世の君寵をほしいままにしていた。ピピン２世は聖リゴベルトゥスに住まいを与え、自身がとる食後の休憩の間に聖人が歩けるばかりの周りの土地はみな取らせたほどだった。聖リゴベルトゥスは、これらの財産を教会に寄附した。ピピン２世は聖リゴベルトゥスを子カール・マルテルの代父とし、その教師役も任せた。しかし、ピピン２世が他界すると、カール・マルテルは自身の次期宮宰就任に非協力的であったとして、聖リゴベルトゥスを解任した。

63：MOLANUS 前掲書。12月16日の頁。

64：CAHIER 前掲書。第１巻311頁。

聖人はガスコーニュ地方に追放の身となったあと、ランスに戻ることを赦され、733年ごろ帰天した。すべての聖職者と民衆を集めた手厚い葬儀の下、遺骸は聖人が建てたジェルニクールは聖ペテロ教会の主祭壇右側に安置されたが、まもなく奇蹟の数々が起こった。

顎が酷く腫れ上がり動くこともできない修道士が聖リゴベルトゥスの聖遺物の前で灯してもらえるようにと蝋燭を送った。すると腫はすっかり治り、自ら御礼参りに詣でることができた。

人々が歯痛の際に聖リゴルベルトゥスの加護を祈るのは、おそらくこれが起源となっている。

『ベネディクト会士聖人暦』[65]によれば、熱や歯痛には聖人の墓に積もった塵埃を飲むのお決まりの治療法であった。

ベルギーはロブの大修道院長で聖ランデリヌスの後継者である聖ウルスマルスは、その聖徳で遠くトリーア、ケルン、マーストリヒトまで聞こえた。自身も9年の間むし歯を患ったことから、人々は歯痛の際に聖人の加護を求める。聖人はいまも熱病や鼠害の祈りを聞き入れている。

歯痛に病める者を守る諸聖人の列挙はこの辺りまでにしておく[66]。

その代わり、ロールストンのリストから歯にかかわりなしとして排除した聖人の一例を記す。

聖アガピトゥスは274年、ローマ近郊のプレネスト（現パレストリーナ）で15歳の若さで殉教した（祭日8月18日）。腹に熱湯を浴び、薪に汚物を載せたものの上に逆さ吊りにされて燻され、地獄のような苦しみを味わった。さらには残忍極まりない4人の体刑執行人から、牛の筋で背中と腹を鞭打たれた。「かくも柔き肌に何と惨き仕打ち…」とル・ヴァスールは記す[67]。

リバドネイラはこの笞刑だけでは足らぬとばかりに、「酷く殴りつけて顎と歯を砕いた」と続ける。ここに至ってようやく子どもの歯が正しく生えるようにと、聖人に祈る根拠が現れる。非道のかぎりを尽くした裁判官は、座っていた場所から転がり落ちて死んだ。激高したアウレリアヌス帝は、今度は聖人に猛獣をけし

65：BOUETTE DE BLÉMUR Jacqueline. L'Année bénédictine ou les Vies des saints de l'ordre de saint Benoist pour tous les jours de l'année. Paris : Louis Billaine, 1567, p. 51.（ブエット・ド・ブレミュール『ベネディクト会士聖人暦』パリ ルイ・ビレーヌ書店 1567年 51頁）

66：いずれもデュ・ブロック・ド・スガンジュの前掲書に基づく。

67：LE VASSEUR Jacques. Annales de l'Église cathédrale de Noyon. Paris : Robert Sara, 1633, pp. 155-156.（ル・ヴァスール ジャック『ノワイヨン大聖堂年代記』パリ ロベール・サラ書店 1633年 155〜156頁）

かけた。しかし、獣は聖人の足や身体を舐めるばかりであった。ついに皇帝の取り巻きが聖アガピトゥスの首を斬り落とした。今日、聖遺物はパレストリーナに保管されている[68]。

　以上の一覧には聖アポロニアの同僚、つまり病に苦しむ患者がいるだけで、同業、すなわち病を治す医師がいるわけではない。
　聖コスマス、聖ダミアヌス、聖ランベルトゥスがもっと語られないのはなぜか。3人の物語はあまり知られていないので、以下に記しておく。

　アラビアでキリスト教徒の両親から生まれた聖コスマスと聖ダミアヌスは、幼くして父を失った。母は教育に勤め、そのおかげで2人は医学に強くなった。兄弟はやさしさにおいても長じて、ギリシア人からアナルジー（文無し）とあだ名された。というのも、治療代をとらなかったからである。
　エグスの町に、キリスト教の不倶戴天の敵の執政官がいた。長官は2人と同じくキリスト者であった残りの兄弟3人を呼びつけ、偶像に捧げものをさせようとしたが、徒労に終わった。そこで全員を鎖で縛りつけ、海に投げ込んだ。しかし天使がその鎖を解き、浜辺に打ち上げた。執政官は魔術によって救われたものと信じ、今度は牢に入れた。その翌日一団を猛火に投げ込んだが、みな焼かれることなく火中に留まった。まもなくすると、風が吹いて烈火が周りで見ていた異教徒たちを火だるまにした。かくして拷問のどれもが無駄になった。いらだった執政官は3人の兄弟を牢に入れ、コスマスとダミアヌスを2つの十字架に張り付け、石打ちの刑に処した。しかし、石は投げた者に当たり、2人には届かなかった。また、矢も矢を放った者を射抜くばかりであった。ついに5人とも斬首刑となった。信心深い者たちの手によって、遺骸はエグスに葬られた。
　聖コスマスと聖ダミアヌスは医学と医師の守護聖人であった。また、メディチ家の守護者であったので、メディチ家ではフィレンツェの硬貨に2人の姿を描いた。外科医としては、モール人の足を、癌で足を失った別の男に接いだ話が伝わっている。
　聖コスマスと聖ダミアヌスの活動は医学の全分野に及んだので、2人はおよそ

68：RIBADENEIRA. Les Flevrs des Vies des Saincts. Paris : Gvilavme de la Noüe, 1606, p. 476.（リバドネイラ『聖人伝の華』パリ ギヨーム・ド・ラ・ヌエ 1606年 476頁）

医療に携わるあらゆる者の守護聖人と唱えられている。

　そのため、歯科医もまた2人を守護聖人に戴くことに問題はない。

　聖ランベルトゥスが医師の守護聖人に数えられることがあるのは、8世紀、聖コスマスと聖ダミアヌスを祭った祭壇の前で殺されたことによる。

　以上から、聖アポロニアは患者本人の治癒力を高める存在と言わねばならない。一方、歯科治療はどちらかといえば外科的アプローチである。とはいえ、聖コスマスと聖ダミアヌスは、聖アポロニアが歯科医の「名誉守護聖人」と呼ばれることに恨みはないと思う。

＊　＊　＊

　初めに定めた限界をずいぶん超えてしまったが、本稿もようやく終わりを迎えることができた。とはいえ、この主題に素材が尽きたわけではまったくない。さまざまな事情で、すべての要素を掲載することは叶わなかった。さらに研究を進めたい方のために、国内外の参考文献（情報のほとんどは書簡によったのであまり多くはない）と美術作品の一覧を附した。

　最後にあたり、本研究に協力くださったすべての方々へ、とりわけ軍医総監ベルシェ氏、英国歯科医師会のリリアン・リンゼー女史、ブルッヘのモーリス・ヴァン・コプノル氏、ボランディスト協会のモーリス・コーエン氏、リール大学医学部名誉教授のコマルタン博士、トゥルーズのクレマン・トゥルニエ猊下、リールのレスティエンヌ参事会員へ、心よりお礼を申し上げる。

　エセル兄には、聖アポロニアの肖像画を本稿のためにわざわざ描いてくださった点で、フランソワ・フェラン氏には同氏のコレクションの写真掲載を快諾くださった点で、ここに改めて感謝の意を表したい。

絵画作品

画家名	年代	主題	美術館 または教会	都市
ジャック・ド・ベルズ	14世紀	三幅対祭壇彫刻『諸聖人』	ディジョン美術館	ディジョン
ネーリ・ディ・ビッチ	15世紀	『聖母子と諸聖人』	聖アポロニア修道院	フィレンツェ
チーマ・ダ・コネリアーノ	15世紀	『聖母子と諸聖人』	国立美術館	パルマ
ベルナルディーノ・フンガイ	16世紀	『聖アポロニア』肖像画	ハワード大学美術館	ワシントン
ペルジーノ	16世紀	『栄光の聖母と諸聖人』	国立絵画館	ボローニャ
ヤン・ファン・スコレル	16世紀	三幅対祭壇画『聖クリストフォルスと聖アポロニア』	聖マルティヌス教会	オベルフェラック（オランダ）
ジョヴァンニ・ディ・ピエトロ	16世紀	『聖アポロニア』肖像画	聖ヤコブ教会	スポレート
ガスパール・ド・クラーヤー	17世紀	『聖アポロニア』肖像画	ベルギー王立美術館	ブリュッセル
カルロ・ドルチ	17世紀	『聖アポロニア』肖像画	バルベリーニ宮	ローマ

参考文献

1) BOLLANDUS Joannes, Acta Sanctorum. Februarii, t. II. Antverpiæ : 1658.（ボラン ジャン『アクタ・サンクトルム 聖人伝』2月 第2巻 アントワープ 1658年）

2) GUÉRIN Paul, Les Petits Bollandistes vie des saints. T. II. du 27 janvier au 23 février. Bar-le-Duc : Typographie des Célestins, 1876.（ゲラン ポール『レ・プティ・ボランディスト』第2巻 1月27日〜2月23日 バール・ル・デュック セレスタン印刷所 1876年）

3) DU BROC DE SEGANGE Louis. Les Saints patrons des corporations et protecteurs spécialement invoqués dans les maladies et dans les circonstances critiques de la vie. T. I. Paris : Bloud et Barral, 1887.（デュ・ブロック・ド・スガンジュ ルイ『同業組合の守護聖人および病気や人生の危機に際して加護を祈る守護聖人』第1巻 パリ ブル・エ・バラル書店 1887年）

4) FIORINI José-Maria. Santa Apolonia ; su leyenda. Revista Odontologica de Buenos-Aires, Agosto 1940, vol. XXVIII, nº 8.（フィオリーニ ホセ＝マリア「聖アポロニア」『ブエノスアイレス歯学会報』1940年8月 第28巻の8）

5) LINDSAY Lilian. The Sun, the Toothdrawer and the Saint. Proceedings of The Royal Society of Medicine, 1933, vol. 26（10）.（リンゼー リリアン「太陽と抜歯屋と聖女」『英国王立医学協会講演集』1933年 第26巻の10）

6) ROLLESTON J. D. The Folk-lore of toothache Part 1. British Dental Journal, 1945, vol. LXXVIII, April 20th, No.8.（ロールストン J. D.「歯痛の民俗学」『英国歯科医師会会報』1945年4月20日 第78巻の8）

7) VAN GENNEP Arnold. Le Folklore de la Flandre et du Hainaut français. Paris : G.-P. Maisonneuve, 1935-1936（ヴァン・ジェネップ アーノルド『フランドル地方と仏領エノーの民俗』パリ ギュスターヴ＝ポール・メゾンヌーヴ書店 1935〜1936年）

その他の参考文献

1) BRUCK Walther. Das Martyrium der heiligen Apollonia und seine Darstellung in der bildenden Kunst. Berlin : Meusser, 1915.（Kulturgeschichte der Zahnheilkunde in Einzeldarstellungen ; 2）（ブルック ワルター『聖アポロニアの殉教』ベルリン ムッサー書店 1915年［『図像に見る歯学の文化史』第2巻］）

2) DEMOLLI Luigi, Sant'Apollonia :（nella storia e nella leggenda）. Milano : A. R. A. editrice Giuseppe Gasparini, 1938.（デモーリ ルイージ『聖アポロニア：歴史と聖伝』ミラノ A・R・A・ジュゼッペ・ガスパリーニ書店 1938年）

3) REINSBERG-DÜRINGSFELD Baron de. Calendrier belge, fêtes religieuses et civiles, usages, croyances et pratiques populaires des Belges anciens et modernes. T. I. Bruxelles : Ferdinand Claassen, 1860.（レインスベルグ＝デュラングスフェルド男爵［オットー・フォン・レインスベルク］『ベルギーの暦 宗教および一般行事、過去から現代にいたるベルギー人の民間信仰と慣習』第1巻 ブリュッセル フェルディナン・クラッセン書店 1860年）

補遺

本書の原稿を印刷に回したのと行き違いに、フェラン氏からあるカタログを受け取った。1923年10月27日にストックホルムで開かれた聖アポロニア展の目録[69]である。スウェーデン語はわからないが、聖アポロニアの図像について以下の情報がみつかったので記しておく。

ウップランド地方ティエルプとノルスンダ、およびスコーネ県ブルンビーの諸教会には15世紀初頭のフレスコ画がみられる（図25）。同時代のフレスコ画は、クロアチアはベラムの「石板の聖母」礼拝堂にカスタヴのヴィンチェンツォによる作品が、イタリアはサロンノの「奇蹟の聖母」教会にも一作品（作者名なし）がある（図26）。

絵画ではすでに述べたもののほかに、ミラノはブレラ美術館所蔵のガラッソ・ガラッシ（1400年ごろ）の作品とベルリンはカイザー・フリードリッヒ博物館（ボーデ博物館）にあるマルティン・ショーンガウアー派の作品を加えたい。同館のコズメ・トゥーラによる寓意画には、聖母と聖アポロニアが描かれている。ミュンヘンのアルテ・ピナコテークには、フランチェスコ・グラナッチによる肖像画がある（図27）。同時代のものとしては、ゲルマン国立博物館所蔵ハンス・バルドゥング作の三幅対祭壇画『聖セバスティアヌス殉教図』（左翼外装）と、ケルンはヴァルラフ・リヒャルツ美術館の『聖なる会話』（聖ウルスラ伝の画家、1485年ごろ）がある。

17世紀に跳べば、諸聖人を描いたフラミニオ・トーレの作品の中に聖アポロニアがみつかる。ヴロツワフの聖教会にマイケル・L・ウィルマンの作品がある。先に触れたロヒール・ファン・デル・ウェイデンの絵は、ブルッヘで開かれた金羊毛騎士団展の目録によれば、ベルリンはカイザー・フリードリッヒ博物館所蔵の作品である。

彫刻では、フィレンツェのカルトゥジオ会修道院にあるアンドレア・デッラ・ロッビアの美しいテラコッタのメダイヨンに触れておきたい。

絵画の多くは、アウクスブルクやプラハ出身者が中心となって銅版画やエッチングに複製されている。その点数はあまりにも多いので、ここではP・A・キリアンとヨハン・バルザーだけを挙げておく。

69：WESSLER J. Beskrivande förteckning över Tandläkarinstitutets i Stockholm Apollonia-samling. Överlämnad till institutet vid invigningen av dess nya lokaler den 27 oktober 1923. Stockholm : Kahlströms tryckeri, 1923.（ウェスラーJ『ストックホルム歯科研究所アポロニアコレクション目録』1923年10月27日開所の際の寄贈品 ストックホルム カールストロムス書店 1923年）

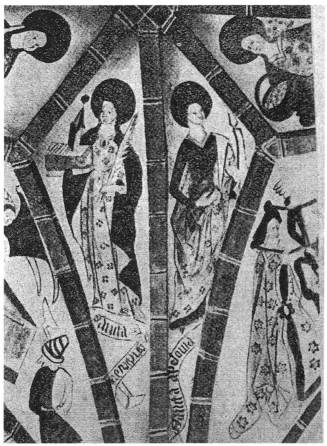
図㉕　15世紀初頭のフレスコ画（スウェーデン）

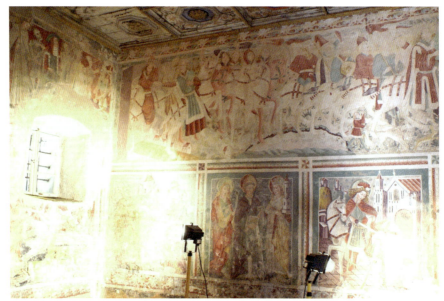
図❷ (中央下部) 聖アポロニア、ノブラの聖レオンハルト、聖バルバラ (石板の聖母礼拝堂)
©Toffel

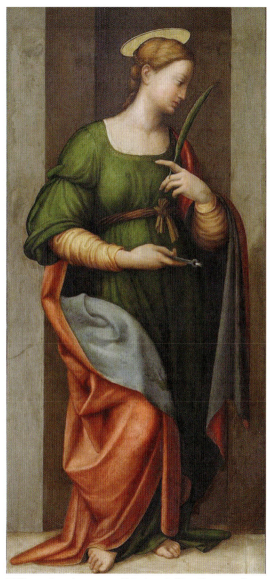

図㉗　フランチェスコ・グラナッチ 聖アポロニア（アルテ・ピナコテーク）

おわりに、聖アポロニアの民間信仰についての新要素を紹介する。

筆者の住むトゥールーズに最近立ち寄ったオランダ人神父が語ってくれた。

ベルギー最北端でオランダと国境を接するメールセル・ドレーフのカプチン会修道院では、庭に立つルルドの聖母像が巡礼を集めている。そこにブナの並木道があり、奥に聖アポロニアの像がある。歯を患う巡礼らは、聖女に祈りを捧げてブナの葉を摘んでゆく。葉の中にはいぼ草のようなものがあり、歯痛に効く。クレオソートの原料がブナであることを思えば、この療法の効き目には頷けるものがある。掘り下げて調べる価値のあるテーマだが、本書の範疇を超えていると判断した。

訳者あとがき

1．原著について

　本書（邦題『歯を患う者の守護聖人 聖アポロニアを訪ねて』）は、アンリ・ニュクス著『歯を患う者の守護聖人、聖アポロニア、その歴史学的、民俗学的、図像学的研究』（レクスパンシオン・シアンティフィック・フランセーズ［フランス学術振興］書店、1947年）NUX Henri. *Sainte Apolline, patronne de ceux qui souffrent des dents : étude historique, folklorique et iconographique*. Paris : L'Expansion scientifique française, 1947. の全訳である。もと小論考として作成され、月刊誌『歯科、口腔、上顎顔面研究』第3号（レクスパンシオン・シアンティフィック・フランセーズ書店、1947年、113～156頁）*Revue d'Odontologie, de Stomatologie et Maxillo faciale*. T. 3. Paris : L'Expansion Scientifique Française, 1947, pp. 113-156. に初めて掲載された。

　翻訳にあたっては、パリ大学医学図書館所蔵の資料番号156766の430の27を使用した。1947年10月に著者からフランス医学史学会へ献本された1冊で、献辞と手書きの正誤表がつく。

　本書は歯痛、あるいは歯科医の守護聖人として知られる3世紀のキリスト教おとめ殉教者、アレクサンドリアの聖アポロニアを主題とした初期の個別研究として定評がある。

　中世美術研究の基本文献であるルイ・レオー著『キリスト教図像学』（フランス大学出版、1955年）や聖人便覧としておそらくは最も普及しているデヴィッド・ユーグ・ファーマー著『オックスフォード聖人事典』（オックスフォード大学出版、1979年）の「聖アポロニア」項目における参考文献リストに記載がある。

　また、聖アポロニア研究としては最新刊であるアポリーヌ・トリウレール著『聖アポロニア、歯科医と虫歯患者の守護聖人』（ラルマッタン書店、2014年）でも諸所で引用、参照を行っている。

　第二次世界大戦直後の刊行であり、学術誌記事としての限られた頁数ながら、欧州における広範囲な聖女の像を副題どおり歴史、民俗、図像の3面から考察する。

この論考の前にはワルター・ブルック著『聖アポロニアの殉教』（独、1915年）、ルイージ・デモーリ著『聖アポロニア：歴史と聖伝』（伊、1938年）があった。後にはF・E・R・デ・マール著『オランダとフランダース地方の聖アポロニア』（蘭、1991年）、アポリーヌ・トリウレール著『聖アポロニア、歯科医と虫歯患者の守護聖人』（仏、2014年）が出ている。いずれも優れた研究だが、対象とする地域が自国に限られたり、分野が崇敬、霊地にとどまっている。
　「聖アポロニアの祈り」の章に登場する南仏はトゥールーズ地方に聖女の霊地が数ヵ所ある。鈴木博士は2014年、そのうち4ヵ所、すなわちトゥールーズ、サマタン、レザ、ベルナックを訪ねた。後者3つの村では子どもたちの頬に聖女の聖遺物をあててすこやかな萌出を願う熱心な祭事がいまなお続く。レザ洗者聖ヨハネ教会を訪れた際、地元の歴史遺産協会会長のゴベール氏が聖アポロニア研究書としてとくに推したのは本書だった。
　以上から『歯を患う者の守護聖人 聖アポロニアを訪ねて』は、欧州における聖アポロニアのイメージに触れることのできる好著と信じ、訳出した。
　聖人研究でありながら、歴史家や美術史家ではなく、聖女の加護を願う歯科医による著作であるところは一風変わっている。しかし、聖アポロニアに限っては、なぜか紹介者のほとんどが歯学博士であることを指摘しておきたい（上記ではブルック氏、デ・マール氏、トリウレール氏。なおデモーリ氏は聖職者）。
　余談ながら、一般の人々が聖アポロニアに触れるきっかけとなるのも歯科医の学術団体、聖アポロニアの名を冠した医院や専門誌の名称によることが多い。本書に言及のある英国歯科医師会の大紋章しかり、米国はボストンの聖アポロニア同業者組合しかりである。後者は会報『アポロニアン』を発行する。

2．著者について

　アンリ・ニュクス氏（1905〜1955年）はトゥールーズの歯科医、口腔外科医。1905年8月22日、ルイ・ニュクス氏の第3子としてトゥールーズに生まれた。父ルイ・ニュクス氏は『口腔外科実習概論および口腔衛生についての基礎概念』（1893年）、『歯列矯正について：歯列不正とその治療』（1894年）ほか多数の著作で知られる歯科医。祖父のジャン・ニュクス氏もまた歯科医であった。

1930年トゥールーズ大学医学部で博士号取得。論文は『上顎および下顎骨における単純骨折の固定手技』と題した。

　トゥールーズ病院の口腔外科臨床教室（1933年〜）やトゥールーズ大学医学部（1949年〜、口腔解剖学、義歯）といった教育機関で後輩の育成に従事。大戦中（1939〜1940年）は第237移動衛生部隊（外科）に属し、戦功十字章を受く。

　以上は著者の歯科医としての側面だが、別の側面もあった。史家のそれであり、トゥールーズ地方の考古学、病院史、医学史、歯学史に関心の深かった氏は南仏考古学協会、フランス医学史学会の会員として本書を含む数々の発表を行った。

　『知られざるトゥールーズの人、J・M・エヴラール（1808〜1882年）』（トゥールーズ・メディカル、1937年）では、一般に抜歯鉗子の生みの親とされる英サー・ジョン・トームズ閣下にはトゥールーズ出の共同開発者エヴラール氏の存在があったこと、また少なくとも下顎小臼歯用の抜歯鉗子はエヴラール氏の創案によること、そしてほとんど知られていない氏の姿を描いた。

　『トゥールーズの病院：聖ヤコブ病院とグラーヴ聖ヨセフ病院』（ロータ書店、1943年）では、トゥールーズを代表する中世以来の二大病院を歴史的に考察した。

　本書『歯を患う者の守護聖人 聖アポロニアを訪ねて』（1947年）では、歯科治療とトゥールーズに縁の深い聖女の歴史、民間信仰、さらには氏自身も南仏芸術家協会の写真家として精力的に活動した分野である美術を総合して論じた。

　『アレクシ・ラレー（1750〜1827年）：家長そして校長』（トゥールーズ・メディカル、1951年）ではトゥールーズのラ・グラーヴ病院外科部長で、甥にナポレオン1世から「世でもっとも仁徳の高い男」と言われた軍医ドミニク＝ジャン・ラレーをもつアレクシ・ラレーの伝記を著した。

3．翻訳にあたって

　本文で言及した霊地や教会、聖堂のなかには、その後聖遺物の所在が不明となったところが少なくない。

　図版は原著にあったもののほか、適宜入手し得るものを交換、追加した。原著に註はないが、出典等の理解のため、必要に応じて訳註を附した。

本書の翻訳は聖アポロニアを慕う東京医科歯科大学 三浦不二夫名誉教授と、聖アポロニア巡りを重ねる床矯正研究会主幹 鈴木設矢先生が何年も前に意気投合したところに企画されたものが、今回ようやく実現した。当初はまだ原著の選定をすることなく、とにかくいつの日か聖アポロニアを日本語で紹介したいと願う気持ちだけがあった。その後、関連書籍を蒐集し、霊地の巡礼を進めるうちに本書が選ばれた。そんななか、ただ聖女を知るだけの平岡を翻訳へ加えてくださったのは、望外の喜びにほかならない。両先生に心からの感謝を記して訳者あとがきとしたい。

平岡 忠

あとがき

　恩師　榎　恵先生が製作された100部の『聖あぽろにあ記』は、1941年に先輩や友人に配布されたと聞く。

　実に76年前のことである。その間の戦中、戦後の歴史を思えば、現在これを入手しようとしても到底不可能なことだろう。

　ところが、である……。東京医科歯科大学の森山啓司教授は、最近インターネットを通じて名古屋の古本屋から容易にこれを入手した。

　早速、拝見したところ、「謹呈　北村一郎先生」と記されていた。当時、北村先生は東京大学医学部歯科教室の医局長をされており、やがて名古屋大学の口腔外科を開設された方とのことで、榎先生が「謹呈」と書かれたことも、名古屋から『聖あぽろにあ記』が現れたことも成程頷ける。

　此度、鈴木設矢先生と共に『聖アポロニア』を書籍として出版するに至ったが、やがてこれも背後に種々面白い物語が潜むことになるであろうことを願って「あとがき」とする。

東京医科歯科大学名誉教授　三浦不二夫

口腔機能をはぐくむ

バイオセラピープロモーション

床矯正治療の 1st choice

好評発売中！

【監著】鈴木設矢　【著】大河内淑子　奥平晴子　田中幹久　花田真也　井吉美香

顔や歯列、そして摂食嚥下機能等を侵襲なしで育成する"New concept"book！

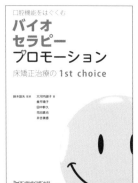

顔面の発達や歯列を含む咬合育成の一手段として、侵襲性の少ない床矯正治療が注目されて久しい。床矯正治療は、おもに床装置を用いたメカニカルな治療と、口腔筋機能療法（MFT）や簡易な器具を用いたトレーニング、食育、悪習癖などの改善といった"バイオセラピー"の2つに大別される。本書はその後者を中心に取り上げ、子どもたちの生理的な咬合育成を達成し得る確率を高めることはもちろん、高齢者の摂食嚥下機能訓練にも応用できるなど、あらゆる口腔機能をはぐくむバイオセラピーをプロモートする、先見性溢れる一冊。

A4判／160頁／オールカラー／
定価（本体8,000円＋税）

株式会社デンタルダイヤモンド社
〒113-0033　東京都文京区本郷3丁目2番15号
TEL 03-6801-5810（代）／ FAX 03-6801-5009
URL：http://www.dental-diamond.co.jp/

月刊 GEKKAN

ひと月で読めて学習できる
臨床手技のエッセンスBook

鈴木設矢

床矯正治療の5 Essentials

矯正治療の「エコ」は顔貌も改善します

床矯正治療は、可撤式矯正装置を用いた保存的歯科治療で、一般臨床医の多くの方が取り組んでいます。その治療を支える5つの柱を、48頁にまとめました。

1. 治療対象は歯列だけではない
2. 抜歯を前提にするか、否か
3. 子どもを育み、食文化を導く
4. 早期治療が成功の決め手
5. 患者主導の治療である

導入の際のガイドとして、本書をお役立てください。

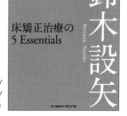

A4判/48頁/オールカラー/
定価(本体3,000円+税)

宮内修平 効率的な 支台歯形成	小嶋 壽 歯牙破折発見!	近藤隆一 ホワイトニング・ マジック	阿部二郎 下顎総義歯吸着 までの道のり	南 清和 審美歯科修復への 誘い
内山 茂 ケア型医療・診療室発	吉田秀人 ポジティブ3K パーシャルをめざして	宅重豊彦 進化する 3Mix-MP法	林 揚春 審美領域の抜歯即時 埋入インプラント	日高豊彦 メタルフリー 自由自在
塩田博文 義歯作りの "いろはに方程式"	中沢勝宏 顎関節症 治療するときしないとき	柳澤宗光 「ムーシールド」による 反対咬合の早期初期治療	上濱 正 有床義歯治療の 新たなるプロトコール	丸森英史 team MARUMORI発 医院で取り組む ブラッシング指導
北島 一 Balance in Periodontics	下地 勲 歯はここまで残せる セカンドオピニオンの 実践	木村洋子 私を魅了した オールオンフォー臨床	生田図南 天草発 生田式歯科医療の ススメ	諸星裕夫 接着臨床による 歯根破折からの生還
林 治幸 矯正が可能にする 包括的歯科治療	木下径彦 ヒアルロン酸が導く 統合医療へ	吉野敏明 口腔と全身の かかわりからみた 未来ある歯科治療	池田雅彦 ブラキシズムは治る! 1,600症例から 見えたこと	行田克則 世界を変える "ナメタメソッド"

株式会社デンタルダイヤモンド社　〒113-0033　東京都文京区本郷3丁目2番15号
TEL 03-6801-5810(代) / FAX 03-6801-5009
URL：http://www.dental-diamond.co.jp

監著・執筆・翻訳者プロフィール

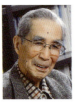

三浦不二夫（みうら ふじお）

1962年	東京医科歯科大学歯学部矯正学講座教授
1976～1982年	東京医科歯科大学歯学部附属病院長
1989年	紫綬褒章受章
1991年	東京医科歯科大学歯学部名誉教授
1998年	米国矯正歯科学会　ケッチャム記念賞

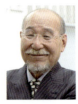

鈴木設矢（すずき せつや）

1978年	日本歯科大学大学院保存学修了
1979年	東京都中野区開業
1997年	日本歯科大学歯周病学教室非常勤講師
2000年～	床矯正研究会設立・主幹
2016年	ICD国際歯科学士会副会長

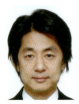

平岡 忠（ひらおか ただし）

1997年	上智大学大学院文学研究科フランス文学専攻博士前期課程修了
1997～2004年	ベルギー観光局広報担当
2000年以後	エミール・マール『中世末期の図像学』、『世界文学あらすじ大事典』、フルカネリ『大聖堂の秘密』などを出版翻訳

聖アポロニア探訪譚

発行日	2018年3月1日　第1版第1刷
監　著	三浦不二夫
著　者	鈴木設矢
発行人	濱野 優
発行所	株式会社デンタルダイヤモンド社
	〒113-0033 東京都文京区本郷 3-2-15 新興ビル
	電話 = 03-6801-5810 (代)
	https://www.dental-diamond.co.jp/
	振替口座 = 00160-3-10768
印刷所	株式会社エス・ケイ・ジェイ

Ⓒ Setsuya SUZUKI, 2018
落丁、乱丁本はお取り替えいたします

- 本書の複製権・翻訳権・上映権・譲渡権・公衆送信権（送信可能化権を含む）は㈱デンタルダイヤモンド社が保有します。
- ⒿCOPY 〈（社）出版者著作権管理機構 委託出版物〉
本書の無断複写は著作権法上での例外を除き禁じられています。複写される場合は、そのつど事前に㈳出版者著作権管理機構（TEL:03-3513-6969、FAX:03-3513-6979、e-mail:info@jcopy.or.jp）の許諾を得てください。